レターセクションの
ライティング術

医師が最速で
トップジャーナルに
名前を載せる方法

著 市堰 肇　ジャパンケアコンサルタンツCEO
　　　　　　米国内科学会上級会員

謹 告

本書に記載されている事項に関しては，発行時点における最新の情報に基づき，正確を期するよう，著者・出版社は最善の努力を払っております。しかし，医学・医療は日進月歩であり，記載された内容が正確かつ完全であると保証するものではありません。したがって，実際，診断・治療等を行うにあたっては，読者ご自身で細心の注意を払われるようお願いいたします。

本書に記載されている事項が，その後の医学・医療の進歩により本書発行後に変更された場合，その診断法・治療法・医薬品・検査法・疾患への適応等による不測の事故に対して，著者ならびに出版社は，その責を負いかねますのでご了承下さい。

はじめに

　「一度でいいからトップジャーナルに自分の名前を載せたい」という人は大勢いらっしゃると思います。いま本書を手に取って下さっているあなたもそのうちの１人ではないでしょうか。トップジャーナルへの掲載を叶えるためのカギは、「優れた研究に従事し、洗練された英文で原著論文を書くこと」のように思っているかもしれませんが、それだけではなかなかうまくいきません。研究成果だけで勝負するには、そもそも競争率が高すぎるからです。

　本書で提示するのは、原著論文や総説といった研究内容に関するものではありません。トップジャーナルのレターセクション（コレスポンデンスと呼ぶ医学誌もあります）にあなたの意見を発信するための執筆法です。すなわち、医学界にとって有益な提言、ユニークなアイディア、グローバルヘルス向上に向けた自分の考えを投稿してアクセプトを狙う英文ライティングの手法です。

　日頃から基礎・臨床研究に携わっている人には自明のことですが、医学論文アクセプトのポイントは「新規性」にあります。しかし、研究分野によっては既にレッドオーシャンに突入しているとも言われており、研究テーマだけでトップジャーナル掲載を狙うのはきわめて厳しいというのが現状です。一方、アイディアは無限、ブルーオーシャンです。グローバルヘルス向上に有益な意見はトップジャーナルでも尊重されており、一気に視界が開けます。この分野においてわが国からの発信は非常に少ないというのが現状ですが、研修医・医学生であっても本書で紹介する「Rad-See」

(☞第3章3参照) を活用して有益な意見を説得力あるライティングで主張すれば，アクセプトのチャンスは十分あります。

　後述の通り，本書は若い世代への贈り物のつもりで書いています。したがって，本書の主な対象は若手医師，研修医，医学生です。とはいえ，「研究には従事していないが，医学界には貢献したいし，医療をより良くするための提言がある」という方であれば，一般勤務医や開業医の先生方にもぜひ参考にして頂きたいと思います。

　さて，レターというと「医学誌に掲載された他の研究者の論文への反論や補足」のように理解している方が多いのではないでしょうか。しかし，それはレターが持つ役割の一面にすぎません。
　医学誌のレターには，より深い学術的意義があります。学術的というと，「何か特別な研究に携わっていないと投稿できないのではないか」と思う方がいるかもしれませんが，それは大きな間違いです。

　本書を読むと，❶トップジャーナルのレターセクションは私たち一般臨床医のアウトプットの場になりうるということ，❷発信方法にはコモンレター (Common Letter) とアンコモンレター (Uncommon Letter) の2つの形式があるということ，❸アンコモンレターの場合，医学誌に掲載された論文とは無関係に自分の意見・考えを述べることができるということ，❹ライティングにはアクセプトの確率を高めるための「型」があるということがご理解頂けます。

　ここまで読んで，「なぜレター？」「本書の著者は誰？」と思った方も多いと思います。そこで，私が本書を執筆しようと思った経緯について触れます。

コロナ禍のことでした。私の大切な家族が二度にわたって入院加療することになりました。一度目は骨折の手術，そして二度目はある難治性疾患の検査・治療のためです。緊急事態宣言が繰り返し発せられるご時世，家族の面会も厳しく制限されていました。そのような状況下，心の支えになってくれたのが，医療スタッフの皆さんでした。私より一回りも二回りも若い医師，そして看護師の皆さんに励まされる中，次の新しい時代を担う若い世代に何か恩返しはできないかと思うようになりました。

さて，若手医師，研修医，医学生に向けて，何か自分にできることがあるのだろうか，そう考えたときに1冊の本を思い出しました。私の愛読書の1つ，『修身教授録』（森　信三）です。これは教師養成機関である師範学校で記録された森氏の講義録で，昭和12～13年当時のものです。その中にある「1つの目標」という節に，将来1冊の本を書く覚悟を持って学ぶことの大切さが記されています。「大学などで西洋の書物ばかり読んでいる学者先生なんかには，どうしたって書けないような書物を，1人の小学校教師としての立場から書くんです」と熱心に説き，実務家の立場から書物を残す意義を森氏は述べています。そこで，1人の小学校教師を1人の臨床医に読み替えて，自分にも何か書けることはないかと考えました。

私は医師のみならず，プロの翻訳者（日→英）としても活動しており，NHKで扱う国際放送や公文書のほか，医学論文の翻訳・校正にも従事しています。当初，医学英語，特に英語論文の書き方についてまとめようかと考えました。しかし，医学論文の書き方については，ご高名な先生方による優れた書籍が既に数多く出版されています。そこで，論文校正の仕事で得た知見，特にコアクリニカルジャーナルにアクセプトされやすい英文ライティングの構成・論理展開法に焦点を絞って書くことも考えました。

しかし，それでは読者対象が現役の研究者に絞られてしまい，若い世代への恩返しにはなりません。そこで，現在研究に従事していない若手医師，研修医，医学生，一般臨床医でも，国際医学界に意見を発信して頂けるよう，レターの書き方にテーマを絞ることにしたというのが本書執筆の理由です。

本書ではレターをコモンレターとアンコモンレターにわけて取り上げ，それぞれ効果的なライティング技法を紹介しています（☞ **第3章4参照**）。コモンレターの実例として Annals of Internal Medicine（Ann Intern Med）のレター，アンコモンレターの実例として The Lancet のコレスポンデンスを取り上げました。いずれも私が一臨床医として投稿し，アクセプトされたものです。Lancet に掲載されたコレスポンデンスは，近年国際的にミリオンセラーとなった『FACTFULNESS（ファクトフルネス）』という書籍にも引用され，非常に多くの方々に認知されています。

アンコモンレターの書き方は，いわゆるアカデミックライティングによる英文エッセイに通じるものがあります。したがって，**医学誌のみならず，英字新聞やその他の媒体で自分の意見を主張する際にも有効**です。そこで，「現在何も研究していない」「もともと研究にはあまり興味がない」「医学論文はあまり読まない」，さらには「英語は苦手」「英文ライティングにはなじみがない」という人にも理解しやすい構成にしました。

第1章では日頃研究に携わっていない開業医，勤務医，さらには若手の専攻医，研修医にとって，トップジャーナルが発信の場になりうることを紹介しました。第2章では医学生を対象に，英語の得意・不得意に関係なく医学英語を効率的に学習し，発信するためのヒントを書きました。第

3章では医学誌のコレスポンデンス，レターに関する知識を深めて頂き，アカデミックライティングの手法で実際にレターを作成する方法，説得力ある英文を書くための「Rad-See」について説明しました。Ann Intern Med，Lancetの掲載例をもとに，「どのような構成にするか」「英文チェックの際，どこに留意すればよいのか」を具体的にわかりやすく書いています。第4章では日本人を含めたノンネイティブの書く英語の問題点，アクセプトを遠ざける英語表現を挙げ，原稿投稿時にチェックすべきポイントを説明しました。

　近年，機械翻訳や大規模言語モデルといったAIの進歩で和文英訳は非常に身近になりました。英文を書き慣れていない人でもChatGPTなどを活用して本書で紹介する構成に組み立て，自分でしっかり校正してオリジナルな内容に仕上げれば，容易に投稿可能な時代になりました。皆さんの貴重な意見を国際社会にぜひ発信して下さい。**本書で示した英文ライティングは国際標準の手法であり，医学のみならずビジネスでも通用します**。実際，この手法で英文医学誌のみならず，Japan Timesやその他の英字新聞に私の提言は何度も掲載されています。この先，皆さんの英文がトップジャーナルを含めた多くの医学誌，その他の媒体にアクセプトされることを心より願っています。

　この時代に生き，医学界に貢献した証として，ぜひ皆さんの名前をトップジャーナルに刻んで下さい。医療のより良き未来に向けて。

2025年1月　市堀　肇

contents

第1章 一般臨床医こそトップジャーナルを狙え	1
❶ 開業医・勤務医の皆さんへ	2
コラム❶ 何を書けばいいのかわからない!?	11
❷ 研修医・専攻医の皆さんへ	14
コラム❷ 医師のキャリアを左右する論文生産性	21
第2章 医学生にもトップジャーナル掲載は可能だ	23
❶ 医学部における英語教育	24
❷ 医学生にとって資格試験を受ける意義とは	30
コラム❸ 一般的な英語力と実務能力の違い	36
❸ 「英語は得意」という皆さんへ	37
コラム❹ Occupational English Test (OET)	44
コラム❺ あなたにはメンターがいますか?	45
❹ 「英語はちょっと……」という皆さんへ	47
❺ 効率良く医学英語を学ぶ方法	55
コラム❻ NEJMの「Case Records of the MGH」の活用	74
コラム❼ 講義は英語でやるべきか?	75
コラム❽ 偶然をキャリアに活かせ!	78

第**3**章	レターについて	83
❶	レターに関する理解を深めよう	84
❷	コモンレターの書き方	100
❸	アンコモンレターの書き方	124
❹	具体的なレター	146
❺	レター・ライティングに効果的なステップ	171
	コラム❾ 英語論文の書き方なんて習っていない？	177
	コラム❿ 英語論文執筆の学習法	180
	コラム⓫ 論文アクセプトにコネは必要？	182

第**4**章	アクセプトを遠ざける英語	185
❶	日本人の英語	186
❷	ノンネイティブの英語	193
❸	投稿前の確認事項	200
❹	パンクチュエーションを究めよ！	210
	コラム⓬ 鳩山論文の教訓	232
	コラム⓭ 思ったより歴史があるアカデミックライティング	234

索引	236

第1章

一般臨床医こそ
トップジャーナルを狙え

1 開業医・勤務医の皆さんへ

2 研修医・専攻医の皆さんへ

第1章　一般臨床医こそトップジャーナルを狙え

① 開業医・勤務医の皆さんへ

ポイント

▶ 医療に関するわが国からの英語での発信は少ない。

▶ トップジャーナルのレターセクションは一般臨床医の発信先となる。

▶ 過去に業績がなくてもトップジャーナルのレターセクションのアクセプトは可能である。

開業医・勤務医の皆さんへ

　近年，SNSなど自身のオウンドメディアを使って発信する医師が非常に増えています。大学などで研究に従事している医師に限らず，臨床に携わっている医師の多くは，日々何らかの発信をしていると思います。医学部の同窓会報，医科大学の学報，日本医師会などの医師会関連雑誌，都道府県や市町村の医師会報，各地方の新聞，その他のメディア……，これら媒体には医学・医療に関する医師の意見や解説が数多く掲載されています。「高騰する社会保障費」「医師の偏在」「国民皆保険の維持」「疲弊する介護人材」……などに関する多種多様の卓見に感心する一方，「もったいないな」と感じることがあります。というのは，「この意見をもっと多くの人に届けてほしい」という思いからです。地方紙の場合は医療関係者のみならず，一般の人々も読者になります。しかし，学会関連の雑誌や医師会報の場合，同一団体に所属する会員にしか読んでもらえません。これら媒体に投稿している医師自身，本来ならもっと多くの人たちに自分の意見や考えを発信したいと思っているのではないでしょうか。

さて，私がここで言う「多くの人たち」というのは，「日本中の多くの人」という意味ではありません。ぜひ「海外の医療関係者」も視野に入れて下さいという意味です。以前，ワシントンD.C.で開催された米国国際内科学会の年次総会に参加した際，非常によく耳にしたのが，「日本からの発信が少ない」ということでした。ここでいう発信というのは原著論文のことではありません。医学・医療に関する英語での発信という意味です。当時の私は臨床のみに従事していましたが，それがきっかけでNHK国際放送，その他公文書翻訳，医学論文校正などに携わるようになりました。

本書の読者の中には，各々の専門分野で数多くの論文を発表された方もいるでしょう。また，各専門分野でご高名な方もいらっしゃるかもしれません。開業医の場合，地域医療や医師会活動で多大な貢献をされて，既に地域の名士という方もいらっしゃるでしょう。あるいは現在，医療系ベンチャーで起業家としてご活躍の方もいらっしゃるかもしれません。本書ではこれらの先生方に向けて，自分の意見をトップジャーナルに臆することなく投稿するためのテクニカルライティングの手法を紹介します。

医師のアウトプットの場としての国際医学誌

近年，医師の勤務先は非常に多様化しています。一口に勤務医と言っても，その勤務先もまちまちです。大学病院，公的医療機関，民間病院，官公庁，公的・民間研究施設，企業，保険会社，医療系ベンチャー，コンサルティング会社，製薬会社など，医師が活躍する場は，今後ますます多様化することでしょう。さらに勤務医の先生方の構成もまちまちです。研修医，その指導にあたる中堅どころの先生，医長・部長クラスの先生，さらには院長・理事といった医療機関の経営者の先生……。このように属性は

様々であるとはいえ，共通しているのは"多忙"ということです。

　大学病院，その他研究機関で臨床・基礎研究を行っている先生の中には，論文を書くことが最も重要な仕事と考えている人もいるかもしれません。一方，日々臨床に携わる勤務医，開業医の場合はどうでしょう。「研究なんてする時間はない」「研究だの論文だの，もう勘弁」「論文なんて最初から興味ない」「自分の専門分野の論文をときどき読むだけで十分」「何かネタがあれば書きたいが何も研究してないし……」という人も多いのではないでしょうか。とはいえ，いま，本書を手に取って読んで頂いているということは，「医学界に発信したいことがある」「発信するためのノウハウが知りたい」といった何らかの動機があるからだと思います。

　実は「自分の得意分野で医学界に貢献したい」「自分の実力を見せたい」「他の医師との差別化を図りたい」と心の中で思っている先生方は数多くいらっしゃいます。そのような先生方は，病院など医療機関発行の機関紙，各都道府県発行の医師会報などに意見・考えを投稿されています。そういった先生方の視点を国内のみならず海外にも向け，貴重な意見を発信して頂きたいというのが本書の趣旨です。

　では，臨床医が掲載を狙い，投稿すべきなのは，どんな国際医学誌でしょう。

正しく理解したいインパクトファクター (Impact Factor：IF)

　大学病院その他の医療機関では，多くの医師が臨床研究や基礎研究に携わっています。これらの医師が，「いつか自分の論文を掲載させたい」と考える医学誌には次のようなものがあります。

> 基礎研究の場合：有名なのは Nature，Science，Cell など
> 臨床研究の場合：俗に世界4大医学誌と言われる The New England Journal of Medicine (NEJM)，The Lancet，The Journal of the American Medical Association (JAMA)，British Medical Journal (BMJ) これに Annals of Internal Medicine (Ann Intern Med) を加えて世界5大医学誌，さらに，JAMA Internal Medicine (JAMA Intern Med。以前の Archives of Internal Medicine) を加えて6大医学誌などと呼ぶこともあります

　以上の医学誌は，いずれも IF が高いことで有名です。2024年6月に公表された Journal Citation Reports (JCR) によると，2023年の IF は NEJM が96.2，Lancet が98.4，JAMA が63.1，Nature Medicine が58.7，BMJ が93.6，Ann Intern Med が19.6，JAMA Intern Med が22.5となっています。ちなみに日本内科学会が発行している英文誌 Internal Medicine は1.0，日本医師会が発行している JMA Journal は1.5でした。いわゆるトップジャーナルと呼ばれる医学誌の IF がいかに高いかがわかるでしょう。IF は多くの医師にとってなじみのある言葉です。医学生でも聞いたことはあるでしょう。研修医の先生なら，抄読会で雑誌を選ぶ際の参考にされることもあるでしょう。IF の高い雑誌に掲載される論文は，査読（ピアレビュー）が厳しいため，研究デザインや統計・分析手法も信頼できるものが多く，抄読会でも選びやすいからです。さらに近年，医学部教養課程における学生の英語教材として，これら IF の高い雑誌に掲載された論文が使用されることも増えています。

　さて，この IF，良くも悪くも，医師や研究者の論文投稿先に大きな影響を及ぼします。

IFは簡単な数式で算出されます。たとえば，先ほど紹介した2023年の
IFの場合は，以下の通りです。

2023年のIF＝A/B
 A：2021〜2022年に掲載された論文の2023年1年間の引用回数
 B：2021〜2022年に掲載された論文の総数

要するに「ある医学誌に掲載された論文が，過去2年間で他の論文にど
れだけ引用されたか」という数値です。ゆえにIFは医学誌に対する指標で
あり，個々の論文，ましてや個々の医師・研究者を評価するものではあり
ません。2018，2024年に二宮和也さん主演の「ブラックペアン」というテ
レビ番組が放送されました。その中で，学閥の異なる2人の教授がIFで競
い合う台詞が多々ありました。たとえば，「この論文が○○ジャーナルに
載れば，俺のインパクトファクターは△△点増えるぞ」などといった感じ
です。原作者は外科医の海堂尊先生ですが，脚本作成の際に一般の視聴者
にも理解しやすいよう，「インパクトファクター」という言葉が多用された
のだと思います。厳密にいうと，IFは医学誌に対する指標なので，掲載さ
れた雑誌のIFを合計しても，医師，あるいは研究者を評価できるわけでは
ありません。しかし実際は，多くの医師が少しでもIFの高い医学誌に投稿
する傾向があります。あるいは，"IFの高い医学誌から順に投稿"と言っ
たほうが正確かもしれません。これは，医師や研究者の立場で考えれば自
然なことかもしれません。基礎研究も臨床研究も，簡単にできるものでは
ありません。非常に労力を要するものです。ただでさえ忙しい医師が研究
に従事する理由は，当然医学界に貢献するためだと思います。中には，偉
くなって教授や研究指導者（Principal Investigator：PI），その他のポス
トを将来獲得するためという人もいるでしょう。いかなる動機であっても
インパクトのある研究論文を発表して医学界に貢献したいと考えている

に違いないですよね。IFの高い医学誌に掲載される論文は，エディターやレビュワーの厳しい査読を経ており，それだけ医学界にとって意義ある研究と認められたことに他なりません。IFの高い医学誌に掲載された論文ほど，世界中のより多くの研究者に認知されやすくもなるでしょう。さらに医学部教授選の公募では，書類審査の際，それまでの論文や著書などの業績をまとめて提出します。この際にも，IFの合計ポイントの記載を求められることがあります。そういった現状を考えると，医師や研究者が少しでもIFの高い医学誌に投稿したくなるのは，ある意味当然なのかもしれません。

　とはいえ，すべての医師が，先に紹介したIFがきわめて高い世界4大医学誌などに投稿するわけではありません。理由は簡単です。一言で言えば，「アクセプトされる確率がきわめて低いから」です。4大医学誌にしても，少し枠を広げて6大医学誌にしても，掲載率は1割以下です。各雑誌の投稿規定に記されていますが，せいぜい7~8%あるかないかといったところです。また，これら医学誌の主たる読者層は，医師（特にジェネラリスト）などの医療関係者のみならず，policy makerなど政策担当者も対象としています。したがって，あまりにも専門性が高い研究は，それぞれの分野の専門誌に投稿することが推奨されているのです。それゆえ，多くの医師は，それぞれの専門分野の医学誌に投稿します。それでも「ダメでもともと，リジェクトされてもいいからLancetに投稿したい」という医師も実際には，けっこういらっしゃいます。こういった投稿は，記念受験と言われています。各分野の専門誌ならばアクセプトされる内容でも，NEJMやLancetなどの総合誌の読者層に合わないと判断された場合は，当然リジェクト，それどころかレビュワーに送られることすらなくリジェクト（俗に言うエディターキック）に遭うことが多いのが現状です。各専門領域

で価値のある研究内容は，やはりその分野における権威ある医学誌に投稿すべきだと思います。

一般臨床医こそトップジャーナルを狙え

　ここまで，国際医学誌とIFについて説明しました。現在大学病院などで研究に携わっている医師にとっては，周知のことだと思います。さて，読者の皆さんには開業医，勤務医，研修医，そして医学生も多いと思いますが，もし医学誌に投稿するとしたらどのような雑誌を選びますか。「専門に研究している医師ですら掲載が難しいトップジャーナルなんてまったく考えられない」と感じている人もいるかもしれません。しかし，第一線で活躍している研究者のみならず，日々診療に従事している開業医，勤務医，研修医の頭の中にも，今後の医学界をより良いものにするヒントが隠れているかもしれません。医師だけではありません。現在医学教育を受けている医学生の中にだって貴重なアイディアが眠っているかもしれません。医学誌で取り上げられるのは，何も特定の疾患に関連する内容だけではありません。特に，NEJM，Lancetなどのトップジャーナルは幅広い読者層をターゲットにしており，掲載される内容も多岐にわたります。皆さんが日常診療において感じていること，提案できることは十分投稿する価値があります。投稿する際のポイントは，投稿先として原著論文（Original Article）でも総説（Review）でもなく，レター（Letter，雑誌によってはCorrespondenceと分類）を選択するということです。

　本書を通して皆さんに知ってほしいのは，次の4つです。

❶ トップジャーナルのレターセクションは私たち一般臨床医のアウトプットの場になりうるということ
❷ 発信方法には，コモンレター（Common Letter）とアンコモンレター（Uncommon Letter）の2つの形式があるということ
❸ アンコモンレターの場合，医学誌に掲載された論文とは無関係に自分の意見・考えを述べることができるということ
❹ ライティングにはアクセプトの確率を高めるための「型」があるということ

　今や医学誌はあまたあり，2023年6月のJCRには全部で9,400以上の医学誌のIFが公表されています。これだけの雑誌数があると，個々の医学論文の質はまさに玉石混交ということです。皆さんが仮に初めて国際医学誌に投稿する場合でも，決して知名度の低いジャーナルである必要はありません。ぜひIFの高い医学誌に挑戦してほしいと思います。以前，NatureとScienceの通信セクション（名称はそれぞれCorrespondenceとLetters）239報において著者の所属大学とh-index（h指数）を評価したところ，アクセプト数との相関はなかったという報告がありました[1]。h指数とは，ある研究者の論文のうち，被引用回数がh回以上であるものがh報以上あるということを示す数値のことです。簡単に言い換えると「他著者の多くの論文に引用されるような論文を数多く執筆している」ということです。正確な結論を出すためには，アクセプトされなかった群においても検討を要すると思いますが，この報告はNatureのコレスポンデンスに掲載されており，「著者の肩書きや知名度とアクセプト率は無関係」ということを示しています。

　トップジャーナルはスペシャリストのみならず，一般臨床医やジェネラリストも読者ターゲットにしています。たとえば，医師なら誰もが知って

いるLancetを雲の上の存在と思っている人も多いかもしれません。しかし，意外に知られていないのですが，Lancetには日本の医療に関する話題が過去に何度もアクセプトされています。日本人医師の過重労働，ワクチン関連，多浪生・女子差別が行われた医学部不正入試問題などです。IFが高いということは，それだけその医学誌が広く読まれているということです。一般臨床医のみならず政策担当者にも読まれれば，世界中の医師に引用されることもあるでしょうし，世界中のどこかの医療政策に反映されればそれだけ医学界に貢献できる可能性も高いということです。2023年8月に文部科学省の科学技術・学術政策研究所は，2019～2021年における各国の自然科学系論文の分析結果を公表しました[2]。それによると，わが国は1年当たりの論文数は前年順位を維持して5位だったものの，「Top10%補正論文数」は同12位から13位，より注目度の高い「Top1%補正論文数」は同10位から12位に順位を落としたということです。

　質の高い医学研究はもちろん大切です。しかし，私たち日本の一般臨床医にも世界の医学界に貢献できることはあるはずです。少しでも医学界を良くする考え・アイディアがあるのなら，ぜひ国際社会に向けて発表して下さい。一般臨床医こそトップジャーナルを狙いましょう。

文 献

1) Mahian O：Corresponding authors: Is there fame bias in editorial choice? Nature. 2015；519(7544)：414. PMID：25810195
2) Science Portal：論文数は世界5位維持するも最注目論文数は過去最低の12位に―科学技術指標23年版.
[https://scienceportal.jst.go.jp/newsflash/20230818_n01/]

何を書けばいいのかわからない⁉

　勤務医，開業医の中には多忙にもかかわらず専門分野の論文を読み，積極的にレター投稿をしている先生方がいます。一方「もう研究なんかしていないし，書くネタがないよ」という先生方もいます。大学病院や研究機関を離れると，医学論文からつい遠ざかってしまいますよね。

　とはいえ，研究に携わっていない医師でもレターを投稿する際のネタはたくさんあります。NEJM，Lancet，JAMA，BMJなどのトップジャーナルの読者層は，研究者や各分野の専門医だけではありません。これら雑誌の多くは一般臨床医，プライマリケア医（ジェネラリスト，かかりつけ医）によって支えられています。一般臨床医の知識をアップデートするレビューはもちろん，医師が日々の臨床現場で抱く疑問，医療制度に関する特集が頻繁に掲載されています。

　たとえば，次のような論文がNEJMのPerspective（展望）に掲載されたことがあります。"What is value in health care?"（医療における価値とは何か）と題する論文で，著者は米国の経営学者，Michael E. Porter（マイケル・ポーター。ハーバード大学経営大学院教授）です[1]。ポーターは，競争戦略に関する研究で有名です。企業戦略のみならず国際競争に関する様々な手法を提言し，彼の著書『Competitive Strategy（競争戦略）』は，大ベストセラーになりました。開業医の先生には多くの愛読者がいるのではないでしょうか。彼の唱えた3つの基本戦略「コスト・リーダーシップ戦略」「差別化戦略」「集中戦略」はとても有名です。

11

彼は上述のNEJMに寄稿した論文の中で"value is defined as outcomes relative to costs"（価値とはコストに対するアウトカムと定義される）と，医療における価値を定義した上で，「医療においても効率性が重要であること」をきわめて論理的に説いています。2010年に発表されたこの論文は今でも被引用数を重ねています。医療に効率性を求めるこの種の提言は，米国だけに限定されていません。医療費高騰に苦慮する多くの国々において議論されている話題です。もちろん，わが国も例外ではありません。きわめて価値の高い，優れた論文です。

　ところが，この論文に対しては反論を含め多くのコメントが寄せられました。そして，そのうちの3つがコレスポンデンスとしてNEJMに掲載されました。1つは「ポーターの理論は，患者さん中心ではなく保険者寄りの考えだ」というもの[2]，1つは「患者満足度，社会文化的な帰結，家族の参加，勤務状況などの検討がアウトカムとして不十分であり，彼の結論にはひどく失望した」というもの[3]，そして，もう1つは「増加し続ける慢性疾患患者さんに提供される効果のない高額なケアの悪影響を無視している」と指摘するものです[4]。いずれもシビアな意見・批評ですが，それぞれに対してポーターは誌面で丁寧に返答しています。たとえポーターのような大御所の論文に対する批評であっても，この種のレターはエディターからは非常に歓迎されます。誌上の議論が盛り上がるからです。ですから，皆さんが「何かおかしい」「これは現場に携わる医師として到底容認できない」と感じる場合は，たとえ権威者の論文であってもまったく遠慮する必要はないということです。もちろん，レターの目的は論文を批判することではありません。実際の医療に活かすため，建設的な意見を書くべきなのは言うまでもありません。

さて，皆さんでしたらポーターの論文を読んでどう感じるでしょうか。「医療の効率性」のような話題になると，一般臨床医の意見は様々です。そしていずれの意見も決して間違いとは言えず，現場を反映する貴重な意見です。国内の医学誌，各地の医師会報をみていると，地域や国家の枠を超えて議論すべき意見を数多く目にします。ネタは皆さんの日常に溢れています。ぜひレターを投稿し，トップジャーナルへの掲載を狙ってみませんか。

文 献

1) Porter ME：What is value in health care? N Engl J Med. 2010；363(26)：2477-81. PMID: 21142528
2) Tilburt JC, et al: What is value in health care? N Engl J Med. 2011；364(13)：e26；author reply e26. PMID: 21449779
3) Cohen AJ：What is value in health care? N Engl J Med. 2011；364(13)：e26；author reply e26. PMID: 21449778
4) Stuart B, et al：What is value in health care? N Engl J Med. 2011；364(13)：e26；author reply e26. PMID: 21449777

第1章　一般臨床医こそトップジャーナルを狙え

② 研修医・専攻医の皆さんへ

ポイント

▶ レターを書くことは，医師に必要な英語力習得につながる。

▶ レターを書くことは，医学界への所属と貢献につながる。

▶ オーサーシップを正しく理解する。

研修医・専攻医の皆さんへ

　私が研修医として臨床を学んでいた当時と比較し，近年の研修制度は非常に改善されており，正直うらやましく思います。

　優秀な医師をより多く受け入れるため，各研修施設も様々なプログラムを充実させており，研修医は希望する複数の診療科を納得いくまで学ぶことができるのではないでしょうか。もちろん研修医も多忙です。しかし，自らが理想とする医師像をめざすべく，主体的に研修内容をデザインしたいやる気のある人にとっては，非常に効果的なプログラムを組めるのではないかと思います。

　そのようなシステムのもと，臨床医として研鑽を積む一方，早くから医学論文の執筆に興味を持つ人が増えています。本書を手に取っている皆さんも「早く論文を書きたい」「トップジャーナルを狙いたい」という人が多いのではないでしょうか。

　本項では，若い先生方がレターを書く意義，そしてレターならではのメリットについて説明します。

レターを書く意義

レターを書くことの意義は，主に次の2つだと思います。

❶ 医師として必要な英語力習得
❷ 医学界への所属と貢献の確認

まず，❶について説明します。将来臨床医として生きるにせよ，研究の道に進むにせよ，研修医・専攻医にとってレターを書くことは，医師として必要な英語力（特にReadingとWriting）を身につけるための最高のトレーニングだと思います。研修先の医療機関，そして上級医にもよりますが，医学論文はかなり深く読むよう指導されます。日々の臨床に応用し，今後の研究に活かすためです。そして定期的に開催される抄読会，地方会での症例報告，日常診療で文献を調べる際も，医学論文は詳細に読み込むことが求められます。レター投稿も同様です。意義のあるレターを書くためには，読解力が必要です。論文が正しく読めなければ反論はもちろん，理解することすら不可能だからです。

原著論文には通常，Discussion（考察）にその論文の新規性と研究の限界が記載されています。そして，医学誌から重要と判断された論文の場合は，Editorial（論説）というセクションで専門家のコメントも掲載されます。これらすべての内容が理解できない限り，有効なレターは書けません。一回読んで理解できなくても，何度か読み込むことでReadingスキルは磨かれていきます。そして正しく論文を読み進めると，英語特有の論理構成が理解できるようになります。さらに，その専門分野・領域で頻用される正しい英語表現を学ぶこともできます。

アンコモンレター（Uncommon Letter）の書き方（☞ **第3章3参照**）を習得すれば，医学論文に限らず，医師として将来国際社会に向けて発信する

際の武器にもなります。適切に文献を引用し，レター投稿することは研修医・専攻医にとって非常に勉強になることです。

❷についてはどうでしょう。医学誌に論文が掲載されれば，PubMed®（生命科学や医学に関する文献情報データサービス）に収載され，世界中の医師・関連分野の研究者に検索され，多くの医療関係者に認知されるようになります。レターも例外ではありません。しかるべき医学誌であれば，原著論文同様，PubMed®に収載されます。国際医学誌に自分の意見が掲載されるということは，その分野に精通していることのアピールになります。レターは通常，対象となる原著論文とともに読まれます。医学誌の読者は，原著論文の内容をより深く理解したい場合，関連するEditorialやレターもチェックするからです。各専門領域のトップジャーナルに掲載された論文に対するレターであれば，影響もより大きなものとなります。The New England Journal of Medicine（NEJM）のようなトップジャーナルの査読が私に回ってくるようになったのもレターが掲載されたことがきっかけです。原著論文を仕上げる際に必要となる労力やコストをかけることなく，キャリアの早い段階で専門領域の国際コミュニティに所属していると認知されることは，非常に意義のあることではないでしょうか。

レターに対する偏見

わが国には，なぜかレターを軽視する医師が一部にいるようです。「レターなんか書く暇があれば研究しろ」「レターは原著論文ではないから業績にならない」「他人の研究に意見することと自分の研究論文を書くことでは価値が違う」……ということのようです。もちろん，原著論文とレターでは必要な時間も労力もまったく比較にならず，同一次元で語ること

はできません。それぞれ意義が違うのですから当たり前です。

　皆さんご存知のように，医学論文には各医学誌特有の分類があります。Original Article（原著論文），Review Article（総説），Perspective／Viewpoint（展望），Editorial（論説），Guidelines（診療ガイドライン），Case Report（症例報告），Clinical Image（臨床画像），Letter／Correspondence，そしてEssay（エッセイ）に至るまで，形式も意義も異なります。しかし，**すべての論文に共通しているのは，どの形式であっても医学界に貢献しているということです**。国際学会などで，他の国の医師と話をする際，もちろん掲載された医学誌にもよりますが，レターへの掲載はきちんと評価されます。ですから，**レターを投稿することも医学界への立派な貢献**であるということは強調したいと思います。実際，専門分野でインパクトファクター（Impact Factor：IF）の高い医学誌に原著論文の掲載実績のある医学部教授などから，NEJMやThe Lancetへのレター投稿の相談を受けることもしばしばあります。

　研修医の間は，まだ自分自身で具体的な研究デザインを構築できないことがほとんどです。そのため研修医のうちに，将来の論文執筆に向けてレターを執筆し，力をつけてほしいと思います。

レターを書くメリット

　「医学誌を読むだけでなく，いつか自分も論文を投稿したい」という研修医・専攻医は数多くいます。論文執筆に恵まれた環境（多くの場合，勤務先の医療機関と指導医次第）にいる人たちは問題ありません。しかし，研修医・専攻医に限らず，研究に携わる若い医師たちからは，次のような不平・不満も耳にします。「指導医が協力的でない」「雑用が割り当てられて論文執筆のための時間が取れない」「研究に直接携わっていないのに自分の名

17

前を入れろと言われる」などです。共著者に関しては，原著論文の場合は，ある意味仕方ありません。自分1人で診療しているわけでなく，ましてや自分1人で研究しているわけでもないからです。しかし，レターの場合は違います。自分で関連文献を調べ，自分で考えた意見であれば，自分だけの名前で投稿しても問題ありません。何人かの研修医で考えたのであれば，研修医だけの連名で投稿したってかまわないのです。必要なのは，やる気のみです。余計なことを考えることなく投稿できるのが一番のメリットではないでしょうか。

　実は，共著者を誰にするかというのは，研修医・専攻医を終え，指導医の立場になってもけっこう面倒な問題と考えている医師は多いのです。そこで，最後に共著に関する説明をしておきます。

オーサーシップとは

　医学論文を書く際の著者については，International Committee of Medical Journal Editors (ICMJE) の規定に従うのが一般的です。ICMJE が著者と定めるのは，以下の4つの基準をすべて満たす人です[1]。

> The ICMJE recommends that authorship be based on the following 4 criteria:
>
> ❶ Substantial contributions to the conception or design of the work; or the acquisition, analysis, or interpretation of data for the work; AND
>
> 　研究のコンセプトやデザイン，またはデータの取得，分析，解釈に重要な貢献を果たした
>
> ❷ Drafting the work or reviewing it critically for important intellectual content; AND
>
> 　論文の起草，または重要な知的内容に関する批評的推敲を行った

❸Final approval of the version to be published; AND

論文の出版原稿に最終承認できる

❹Agreement to be accountable for all aspects of the work in ensuring that questions related to the accuracy or integrity of any part of the work are appropriately investigated and resolved.

研究内容に関する正確性や公正性に関する疑義が適切に分析・解決されていることを保証し，研究のあらゆる側面において説明責任を果たすことに同意している

要するに，共著者も上記4つをすべて満たす人となります。

オーサーシップ同様に重要なのは，名前の掲載順です。「この論文は自分の論文だ」と堂々と主張できるのは，当然筆頭著者（First Author）です。それ以下は論文に対する貢献度に基づいてSecond Author，Third Author……となります。医学論文ではLast Authorも重要な意味を持ちます。対外的なやり取りを仕切る責任著者はCorresponding Authorと言います。これは一般的にはFirst Authorが兼ねることが多いと思いますが，場合によってはSecond AuthorやLast Authorが務めることもあります。

大学病院やその他の研究機関の先生方にとっては「今さら何を」といったことですが，オーサーシップには様々な問題が指摘されています。

よく知られているのはギフトオーサーシップ（Gift Authorship）です。たとえば，次のようなケースです。

- 論文にまったく貢献していないにもかかわらず，上司や指導医に強要され（あるいは忖度して）共著者にする
- （所属先の慣習，その他の理由で）毎回特定の医師同士が互いの論文の共著者に含め合う
- アクセプトの確率が上がると考え，その分野で著名な医師を共著者にする

など

First AuthorやCorresponding Authorでなくても，共著論文の数はアカデミックな業績になります。そこで，いろいろな人が自分も共著者に入れるよう主張してきます。病院の診療録から患者さんのデータを集める際，「自分もその患者さんを診療したので共著に入れろ」などということは今でもよく聞かれます。ギフトオーサーシップ問題は，和を重んじるわが国に特有なわけではなく，国際的な問題として扱われています。有効な解決策があるわけではなく，研究者の倫理に委ねられているのが実態です。研修医・専攻医の皆さんにはオーサーシップを正しく理解してほしいと思います。

文 献

1) ICMJE (International Committee of Medical Journal Editors) Defining the role of authors and contributors.
[https://www.icmje.org/recommendations/browse/roles-and-responsibilities/defining-the-role-of-authors-and-contributors.html]

コラム ②

医師のキャリアを左右する論文生産性

　私の学生時代，医師のキャリアパスと言えば主に，大学に残って研究を続けるか，大学関連病院の勤務医になるか，専門分野で開業するか，の3つでした。それに比べると，現在は非常に多様化しました。

　しかし，いかなる道を選択しても，自らの意見を英語で発信する能力はとても重要です。**レターがたった1本掲載されることで，ネットワークが広がったり，新たな仕事を獲得できたり，思わぬチャンスに恵まれることもしばしばあります。** 私が海外でも仕事ができるようになったのは，NEJMやLancetに掲載されたコレスポンデンスに対し，国内外から多くの意見・フィードバックが得られたことがきっかけです[1, 2]。

　とはいえ，特に若い一般臨床医の皆さんにとっては，英語論文の執筆が最も影響するのは，やはり大学病院のスタッフや研究者としてキャリア形成する場合でしょう。実際，研究指導者（Principal Investigator：PI）としてアカデミアの世界に残ることができた研究者は，アカデミアを去った研究者に比べ，キャリアの早期から論文生産性（1年あたりの論文数）が高かったという研究報告があります[3]。**将来研究者としての道を確保するためには，医師としてのキャリアをスタートした早期の段階から論文執筆できるようにしておくことが大切です。** 本書の読者の皆さんにはトップジャーナルをぜひ狙ってほしいと思います。しかし，研究の方法やその他に関して，トップジャーナルに掲載されるような論文はlimitation（研究の限界）もしっかりと考察されており，隙がないのも事実です。まずは，皆さんの

専攻分野の中堅ジャーナルを視野に，いくつか投稿することから始めるのが現実的だと思います。

文献

1) Ichiseki H：Bending the health care cost curve. N Engl J Med. 2012；367(25)：2455. PMID: 23252544
2) Ichiseki H：Features of disaster-related deaths after the Great East Japan Earthquake. Lancet. 2013；381(9862)：204. PMID: 23332962
3) van Dijk D, et al：Publication metrics and success on the academic job market. Curr Biol. 2014；24(11)：R516-7. PMID: 24892909

第2章

医学生にも
トップジャーナル掲載は
可能だ

① 医学部における英語教育

② 医学生にとって資格試験を受ける意義とは

③ 「英語は得意」という皆さんへ

④ 「英語はちょっと……」という皆さんへ

⑤ 効率良く医学英語を学ぶ方法

第**2**章 医学生にもトップジャーナル掲載は可能だ

① 医学部における英語教育

ポイント

▶ TOEFL®には，TOEFL ITP®とTOEFL iBT®がある。

▶ TOEFL®は，言語の運用能力の指標となるCEFRと対応できる。

▶ TOEFL ITP®を導入する医学部が増えている。

医学生の英語力向上が期待されている

　医学生や研修医と英語について話す際，必ず話題になるのがTest of English as a Foreign Language（TOEFL®テスト，以下TOEFL®）です。ここ数年，英語の授業にTOEFL®対策を組み入れ，定期的に受験させることで，医学生の英語力向上を図ろうとする大学が増えています。TOEFL®の内容は実際に受験したことのある人や，将来留学を考えている人にはよく知られていますが，なじみのない人のために簡単に説明します。

TOEFL®とは

　TOEFL®は，わが国では社会人に人気のあるTest of English for International Communication（TOEIC®テスト，以下TOEIC®），米国で実施されている大学進学適性試験のScholastic Assessment Test（SAT），大学院入学共通試験のGraduate Record Examinations（GRE）などと同様に，米国ニュージャージー州に拠点を置くEducational Testing Service（ETS）によって制作されています。混同している人が意外に多いのです

が，現在わが国で施行されているTOEFL®には2種類あり，TOEFL Institutional Test Program（**TOEFL ITP®**）とTOEFL Internet Based Test（**TOEFL iBT®**）です。このうち，**多くの大学の英語教育に導入されているのがTOEFL ITP®という団体向けのテストプログラムです。**TOEFL®日本事務局によると，全国で500以上の団体，約22万人以上が利用しているようです[1]。わが国の利用団体は，大学・短期大学が85%と最も多く，以下，高等学校が11%，米国大学の日本校が2%，官公庁・企業が1%，語学学校その他が1%ということです。

TOEFL ITP®とは

TOEFL ITP®にはレベル1（中級〜上級用）とレベル2（初級〜中級用）があります。多くの医学部で利用されているのは前者なので，本書ではレベル1について説明します。

テストは3つのセクションで構成されます。

❶Listening Comprehension：北米で話されている英語を聞き取り，内容の理解力を測定する
❷Structure and Written Expression：文法や文章表現の知識を測定する
❸Reading Comprehension：読解力を測定する

テストではListening Comprehensionが31〜68点，Structure and Written Expressionが31〜68点，Reading Comprehensionが31〜67点とセクション別に評価され，トータルでは310〜677点の範囲でスコア化されます。スコアが高いほど英語の運用能力が高いことを示します。このスコアはCommon European Framework of Reference for

Languages（CEFR。セファール）と対応させてA1〜C2の6段階で評価されます。**CEFRは簡単に言うと，国境を越えて同一基準で言語の運用能力を示す国際的指標です** [2]。

> **CEFRの段階別指標**
> ・A1およびA2レベル：Basic（基礎段階の使用者）
> ・B1およびB2レベル：Independent（自立した使用者）
> ・C1およびC2レベル：Proficient（熟達した使用者）

CEFRの特徴は，言語に関する基礎的な知識のみならず，実用面を評価することにあります。「実際にその言語を活用して何ができるのか」という点が重視され，主に留学・移住・就労に必要となるビザを発行する際の指標として使われています。CEFRは2001年，欧州連合（EU）域内での人の移動の大幅な自由化に際して，欧州評議会（Council of Europe）により導入されました。たとえば，自らの言語能力を説明する際に「英語はC1，スペイン語はA2」などと表現します。また，日本国内の医学部でTOEFL ITP®を導入している場合，「入学後2年間の教養課程の間に英語力をCEFRのB2レベルに上げる」などと目標設定がされています。医学生が実際取得しうるCEFRレベルはA2〜C1で，各レベルのTOEFL ITP®との相関は次のようになります（表1）[3]。

表1　CEFRのレベルとTOEFL® ITP Level 1 Testの相関

CEFR Levels	Total Cut Score	Listening Comprehension	Structure and Written Expression	Reading Comprehension
C1	620	62	64	60
B2	543	55	53	55
B1	433	46	43	41
A2	343	38	32	33

（文献3より引用）

増加する英語教育に熱心な医学部

　具体的な例を見てみましょう。TOEFL ITP®の平均点は，一部の大学が
ホームページやその他で公表している場合を除き，導入しているすべての
医学部で公表されているわけではありません。しかし，平均点を公表せず
とも，今や多くの大学医学部でTOEFL ITP®が導入されています。ここ
では検索でヒットした国際医療福祉大学のTOEFL ITP®の平均点を見て
みましょう。

　国際医療福祉大学の2024年3月4日の「学科トピックス」には，次のよ
うにあります[4]。原文のまま引用します。

> 　国際医療福祉大学医学部6期生（2023年度2年生）が学年度末である
> 2024年1月に受験したTOEFL ITP（677点満点）の平均点が565点と
> なり，旧カリキュラムの対象となる1期生から6期生までの2年終了時
> TOEFL ITP平均点が560点に到達しました。
> 　6期生の平均点は2022年4月の入学時で538点であり，1年次に基礎
> 医学を英語で学びながら本学の英語教育を経験した2023年1月に564
> 点と平均で26点の上昇となりました。2年次に臨床医学を英語で学びな
> がらこの高い平均点を維持するだけでなく，さらにそこから上昇させて
> 565点という高い平均点を獲得しました。

　また2022年3月4日の「学科トピックス」には，次のようにあります[5]。

> 　国際教育交換協議会（CIEE）日本代表部TOEFL事業部2017年6月調
> べによると，日本の医学部の平均点は483点ですので，本学医学部1・2
> 年生はこれを大幅に上回り，国内トップクラスの英語力を有しているこ
> とが示唆されます。

＊参考：TOEFL ITP®（2022年）の日本人の平均スコアは471点[6]。

以上より，同校の英語教育，TOEFL ITP®受験に対する熱意が伝わってきます。

医師になってからでも英語力向上は可能です。しかし，医学英語の学習は，少しでも早く開始するほうがはるかに有利であることは間違いありません。

医学部に限らず多くの大学がTOEFL ITP®を導入する最大の目的は，「学生の英語力向上を点数として見える化し，学習意欲を高めること」とともに，「どれだけ学生のスコアを上げることができたか数値化することで英語教員を客観的に評価すること」にあります。TOEFL®日本事務局によると，TOEFL ITP®の活用方法として「クラス分けに，カリキュラムの効果測定に，単位認定や成績評価の一部に，海外研修の選考試験として，TOEFL®の受験準備，英語力の測定に，英語教員や社員の研修に，入試プログラムの一環として」と挙げられています。現在多くの大学がTOEFL ITP®を導入していますが[7]，この傾向は医学部でも今後ますます増えることでしょう。医学生は，それを十分に活かして下さい。

このほか，英語重視の流れは入学試験においても顕著に見られます。外部英語試験を出願条件とする大学（埼玉医科大学，順天堂大学，東京医科大学，東邦大学，日本医科大学，兵庫医科大学，関西医科大学などの一部入試区分）や，一定のスコアを取得していれば入試時に加点したり得点換算したりする大学も増えてきており，各大学が国際競争力を高めるべく，英語を重視する姿勢は随所に見てとれます。

文 献

1) ETS Japan：TOEFL®テスト日本事務局.
   [https://www.etsjapan.jp/]

2) The Council of Europe：The CEFR Levels.
   [https://www.coe.int/en/web/common-european-framework-reference-languages/level-descriptions]

3) TOEFL®テスト日本事務局：TOEFL ITP®テストとは.
   [https://www.toefl-ibt.jp/toefl-itp/testtaker/about.html]

4) 国際医療福祉大学成田キャンパス：本学医学部1期生から6期生までの2年終了時TOEFL ITP 平均点が560点に到達.
   [https://narita.iuhw.ac.jp/topics/2024/03/15260.html]

5) 国際医療福祉大学成田キャンパス：本学医学部5期生 TOEFL ITP の平均点が過去最高の「566点」.
   [https://narita.iuhw.ac.jp/topics/2022/03/11305.html]

6) ETS：TOEFL ITP® Test and Score Data Summary. January-December 2022 Test Data.
   [https://www.ets.org/pdfs/toefl/toefl-itp-test-score-data-2022.pdf]

7) TOEFL®テスト日本事務局 TOEFL ITP®テスト活用状況.
   [https://www.toefl-ibt.jp/educators/search/toefl_itp/]

第2章 医学生にもトップジャーナル掲載は可能だ

② 医学生にとって 資格試験を受ける意義とは

ポイント

▶ 英語資格試験は，意義・必要性を考えて利用する。

▶ 留学に必要なのは，アカデミックな英語力である。

▶ 医学生に必要なのは，民間資格よりも医学英語である。

乱立する英語資格試験

　資格試験について，「TOEFL®のスコアは何点くらい必要ですか？」「医師にも英検1級って必要ですか？」といった質問を私はこれまで何度も受けました。そこで，英語の資格試験を受ける意義について考えてみます。

　さて，皆さんは英語の資格試験がどのくらいあるかご存知でしょうか。

- TOEFL®テスト (Test of English as a Foreign Language)
- TOEIC®テスト (Test of English for International Communication)
- IELTSTM (International English Language Testing System)
- G-TELPTM (General Tests of English Language Proficiency)
- 英検 (実用英語技能検定)
- 技術英検 (技術英語能力検定) 〔2020年に工業英検 (工業英語能力検定) から名称変更〕
- 国連英検 (国際連合公用語英語検定試験)
- ケンブリッジ英検 (ケンブリッジ大学英語検定)
- 日商ビジネス英語 (日商ビジネス英語検定)
- 一般通訳検定 (通訳品質評議会主催の通訳検定)
- ビジネス通訳検定 (通訳技能向上センター主催の通訳検定)

など

よく知られているのは以上でしょうか。細かく言うとまだまだあります
が，本項では，医学生の皆さんからよく質問されるTOEFL®，IELTS™
（アイエルツ），英検について簡単に触れます。

TOEFL® テスト

先に述べたTOEFL®の受験（☞**第2章1参照**）は，海外留学（時に海外移
住）を希望する人には必須です。米国やカナダなどの大学に留学する際
は，TOEFL®の公式スコアの提出が必要になるからです。わが国の大学・
職場などで団体受験する **TOEFL Institutional Test Program（TOEFL
ITP®）は，一般的にクラス編成や学習効果の指標に使われますが，留学時
の公式スコアとしては認められません。公式スコアとして認められるのは，
TOEFL Internet Based Test（TOEFL iBT®）**です。Listening，Reading，
Writing，Speakingの4技能各々について0～30点，総合で0～120点で
スコア判定され，**英語圏の大学で学ぶためのアカデミックな英語力の指標と
されています。**TOEFL ITP®の評価項目にないWritingでは，語彙，文法
はもちろん，英語の論理構成といった総合的な英語力が問われます。ちな
みに医師として渡米する場合，近年のデータではTOEFL iBT®総合スコ
アで100点以上というのが1つの目安です。

IELTS™ テスト

IELTS™は，英国の国際的教育・文化交流機関であるBritish Council
と豪州にある国際教育サービス事業であるInternational Development
Program Education（IDP Education）にて共同運営されており，英国，
豪州，ニュージーランド，カナダといった英語圏の国々への留学，就労，
移住を希望する際に受験することが求められます。これも **TOEFL iBT®同
様，英語の4技能すべてをもとにして英語力を測ります。**近年，カナダでは

ほぼすべての大学でTOEFL iBT®とIELTS™の両者，米国でもIELTS™を採用する大学は増え続けています。IELTS™は留学のみならず移住や就労にも使えることや，TOEFL iBT®よりもスコアを伸ばしやすいといった意見も一部にあり，受験者数は増加し続けています。海外研修を希望する人は，基本的には留学先が指定するTOEFL iBT®かIELTS™を受けることになります。

英検

1～5級まで全7段階のレベル構成になっており，レベル別に受験するため，小中高生から一般の社会人に至るまで受験しやすいというメリットがあります。その反面，「合格・不合格」とはっきり合否を判定されるため，TOEFL®のようなスコア判定を好む人も多いようです。

英語資格試験の一般的な意義

では，これらの資格試験を受ける意義は何でしょうか。また，受けることにメリットはあるのでしょうか。

私は仕事柄，企業で活躍するビジネスマンとも頻繁にお会いします。英語は今や国際語です。あらゆる業種の人と英語の話題になります。一般の社会人に人気なのは圧倒的にTOEIC®テストです。Writing, Speakingはオプションで，通常はListening, Readingしか試験されず，コツをつかめば比較的容易にスコアを上げることができるため，受験のハードルが低いようです。ビジネスマンには，英語の資格試験を受ける強いモチベーションがあります。昇進はもちろん，自分の希望するポスト，部署への配属に有利に働くからです。これは就職活動中の学生にしても同様です。英語力を証明することは，希望する企業への就職にきわめて有利に働きま

す。国家公務員採用試験においても，取得しているスコアによって得点が加算されます[1]。求められるスコア（満点は990点）は730点や860点など，企業によって，さらには配属部署によって異なります。TOEIC®のハイスコアに加え，英検の1級や準1級を所有しているとさらに有利に働くようです。企業側が海外進出に力点を置き，少しでも英語力のある人材を採りたいと考えている場合，ある意味当然のことだと思います。

2020年7月16日の日本経済新聞に「教員の英語力上向き 英検準1級以上，高校7割」という記事が掲載されました[2]。これによると，文部科学省による2019年度の英語教育実施状況調査において，英検準1級程度以上（文部科学省によるとCEFR B2レベル相当）を取得している英語教員は，中学で38.1%，高校で72.0%だったということです。調査を始めた2013年度は中学で27.9%，高校では52.7%であり，教員の英語力は向上していると説明されています。教員の資質で重要なのは英語力のみならず，生徒を指導する総合力であるとはいえ，英語のプロフェッショナルである英語教員の英検準1級（1級ではありません）の取得率がこの程度だとすると，企業が採用する際に英検1級や準1級取得者を高く評価するのは当然かもしれません。ですから，一般の就活生やビジネスマンにとっては資格試験を受ける意義は十分あるわけです。では，医師をめざす医学生の場合はどうでしょう。

医学生に必要なのは医学英語

前項でCEFRについて説明しましたが，CEFR B2レベルというと，先に例示した国際医療福祉大学で学ぶ学生の多くは既に到達しているレベルです（☞第2章1参照）。他大学医学部のデータが不明なのではっきりし

たことはわかりませんが，おそらく CEFR B2 レベルの医学生は全国には相当数いるものと推測されます。英語力だけで言えば，中学や高校の英語教員に匹敵し，一般企業にも必要とされる人材ということです。とはいえ医学生の場合，ことはそう簡単ではありません。なぜなら TOEFL®，TOEIC®，そして英検は，一般的な英語の能力を測っているだけであり，特定の専門分野での英語力を測定できるわけではないからです。どの英語能力試験も，標準テストとしてはよく練られています。しかし，コミュニケーション能力をどこまで測定できるかという根本的な問題を抱えています。医療現場では相手が何を話すか予測できません。国際学会においても，外国人から何を聞かれるか事前にはわかりません。実際の現場では，相手の立場に同調して言葉を選ぶ能力，わかりやすく平易な言葉で説明する能力，時には説得力のある言葉を使う能力も必要になります。また，英検1級の長文問題をすらすら読めるからといって，医学論文が読めるわけではありません。医師国家試験の英文問題においても医学用語を知らなければ正解は出せません。要するに医学生の場合，医学英語を習得しなければ話にならないということです。

　英語のプロフェッショナルの間でも，医学英語は特殊なものと感じている人は多くいます。プロの通訳／翻訳者も例外ではありません。彼ら／彼女らは，中学や高校の英語教員とは異なり，英語のプロ中のプロです。TOEFL® や英検の問題は楽勝で，きわめて高い英語力を持つ人たちです。私は NHK 国際放送の翻訳部門の仕事にも従事していますが，通訳部門にはバリバリの同時通訳者が在籍しています。彼ら／彼女らですら，国際的な医学会など，医学関連の仕事を引き受ける際はかなり気を遣うそうです。たとえば，循環器領域なら循環器関連の，脳神経領域なら脳神経関連の，といった専門分野に関する書籍や資料を日本語と外国語の両方で読み

込み，専門用語を2カ国語で書き出し，自分なりの用語集をつくらなければ対応できないそうです。皆さんが医師になると，医学論文を読み，英語で論文を書き，国際学会では英語で発表するだけでなく，英語で質疑応答に対応し，懇親会では英語を使ってネットワークを広げることが必要になります。英語関連の資格取得の努力をすることはとても素晴らしいことです。しかし，TOEFL®，TOEIC®，英検などの学習は英語力向上に寄与するとはいえ，それだけで十分とはまったく言えないわけです。医学生が英語を勉強する際は「医学英語を習得する」ということをしっかり意識する (☞第2章5参照) ようにしてほしいと思います。

文 献

1) 人事院：国家公務員採用総合職試験における英語試験の活用．
   [https://www.jinji.go.jp/content/900035751.pdf]
2) 日本経済新聞：教員の英語力上向き 英検準1級以上，高校7割．2020年7月16日．
   [https://www.nikkei.com/article/DGXMZO61570880W0A710C2CE0000/]

一般的な英語力と実務能力の違い

　就活生や一般企業のビジネスマンにとって，TOEIC®や英検は重要です（☞第2章2参照）。これは就職活動や，就職後に希望の部署やポストに就くための条件としての話で，実はそれなりのスコアを持っていても，海外で即戦力として通用するには不十分と考えられています。TOEIC®のスコア900点の人が，外国人と会話できなかったり，ビジネス文書が読めなかったり，海外支部とメールでのやり取りができない，といった話はまさに耳にタコができるくらい聞きました。一般的な英語力と実務能力がまったく異なるというのは，医療現場に限ったことではないようです。海外駐在中は，会議の際は英語プレゼンテーションを行い，議事録も英文で作成し，メールも当然英語でやり取りします。こうした経験から，海外経験のあるビジネスマンには英会話以上に英語のライティング能力が必要と考えている人が多いようです。

　一方，TOEFL iBT®100以上という高スコアで留学した医師や医学生の場合でも，ほとんどの人が慣れるまではリスニングで苦労したと言います。「何を言っているのか全然わからなかった」という言葉は何度も聞きました。一口に米国といっても地域によって独特の訛りがあり，最初は仕方ないことのようです。やはり真の英語力は実務を通して磨かれていくのでしょうね。

第2章 医学生にもトップジャーナル掲載は可能だ

③ 「英語は得意」という皆さんへ

> **ポイント**
> ▶ 英語力は強力な武器となる。
> ▶ 英語での発信力，特にライティングを強化する。
> ▶ TOEFL iBT®の活用も考慮する。

英語による発信力を鍛えよう

　近年，医学部入試で英語はきわめて重視されています。しっかり受験勉強してきた皆さんの中には，医学部を受験する段階でTest of English as a Foreign Language（TOEFL®テスト，以下TOEFL®）のみならず，Test of English for International Communication（TOEIC®テスト，以下TOEIC®），International English Language Testing System（IELTS™），実用英語技能検定（英検）などで高い技能評価を受けている人もいるでしょう。皆さんは厳しい競争試験を経て，医学部に入学しました。現在「英語は得意科目」と思っている人にとって，英語力は間違いなく今後の強力な武器になります。せっかく手にした武器には磨きをかけなければいけません。

　そこで皆さんにお勧めしたいのが，英語での発信能力の強化です。特に医師にとって大切なのはライティングです。なぜなら，トップジャーナルやコアジャーナルに投稿するためには英文を書けなければ話にならないからです。「ChatGPTがあるから大丈夫」という人もいるかもしれません。確かに近年の機械翻訳，大規模言語モデルの進歩には目覚ましいものがあ

ります。しかし，ChatGPTなどのAIが生成した英文をそのまま使って投稿することは，ある程度のインパクトファクター（Impact Factor：IF）を有する多くの医学誌では認められていないのが現状です。仮にAIを使用するにしても生成された英文を自分なりに修正し，オリジナルなものに改良しなければなりません。本書では詳しく述べませんが，著作権侵害のリスクがあるからです。したがって，ある一定の英語力はどうしても必要になります。

「トップジャーナルなんて絶対無理だ」という人もいるかもしれません。しかし，そんなことは決してありません。医学生である皆さんだからこそ世界に発信できる意見や考えがあるはずだからです。医学教育関連の欧米の医学誌には，医学教育学の専門家だけでなく，医学生の意見もしばしば掲載されています。医学生だからといって臆することはないのです。

では，どうやってライティング能力をアップさせればよいでしょう。

なお，読者の皆さんにはUnited States Medical Licensing Examination（USMLE）の受験を考えている人もいるかもしれません。しかし本書の主旨は，将来の留学などまったく考えていない，ずっと日本国内で診療したいと考えている医学生でもトップジャーナルに意見を発信できることを理解してもらうことにあります。したがって，本書ではUSMLEに関してはあえて触れません。

TOEFL®の活用法

そこで提案したいのが，TOEFL Internet Based Test（TOEFL iBT®）の学習です。前述の通り，多くの大学医学部で導入しているのは，団体受験ができるInstitutional Test Program（TOEFL ITP®）です（☞**第2章1参**

38

照）．実はTOEFL ITP®とTOEFL iBT®は，試験内容，評価項目，試験時間など，似て非なるものです．TOEFL ITP®とTOEFL iBT®における各セクションの内容（表1），および各セクションの試験時間（表2）を比較してみましょう．

表1 TOEFL ITP® vs. TOEFL iBT®：各セクションの内容

	TOEFL ITP®（Level1の場合）	TOEFL iBT®
Listening	短い会話 30問 2会話 各4問 3トーク・講義 各4問 （計50問）	2会話 各5問 3講義 各6問 — （計28問）
Structure and Written Expression（文法）	空所補充問題 15問 誤文訂正問題 25問 （計40問）	—
Reading	5題 各10問 （計50問）	2パッセージ 各10問
Speaking	—	4問
Writing	—	2問

表2 TOEFL ITP® vs. TOEFL iBT®：各セクションの試験時間

	TOEFL ITP®テスト	TOEFL iBT®テスト
Listening	約35分	約36分
Structure and Written Expression（（文法）	約25分	—
Reading	約55分	約35分
Speaking	—	約16分
Writing	—	約29分
合計	約2時間	約2時間

ぱっと見ておわかりのように，TOEFL ITP®はListening, Structure and Written Expression（文法），Readingから構成されているのに対し，TOEFL iBT®は文法が省かれ，代わりにSpeakingとWritingが追加されています。TOEFL iBT®の試験時間はかつて約3時間を要しました。しかし，2023年7月にテスト形式が変更され，試験時間も約2時間と短縮されました。受験する側の集中力が以前の形式よりも保ちやすくなったということです。そもそもTOEFL ITP®は，あくまで団体向けの試験で，主に学生や社員の英語力評価に使われるものです。一方，留学やその他の理由でスコアの提出を求められた場合には，TOEFL iBT®のスコアが必要になります。実際，TOEFL iBT®は北米のみならず欧州，アジア，オセアニア諸国においても英語力の公的な証明として使用されています。このようなシステムになっているのには理由があり，スピーキングやライティングで自分の意見を発信することができずして，英語力云々を語ることはできないからです。

実はTOEFL®において，ライティングはかつてオプションでした。それがコンピューター化されたテスト，TOEFL Computer-based Test（TOEFL CBT）（2006年TOEFL iBT®が導入されて廃止）の導入に伴い，2000年度から必修化されました。これには次のような背景があります。リスニング，文法，リーディングを主に評価するわが国でのTOEFL®受験時は高得点を挙げたにもかかわらず，米国など留学先での筆記テストやレポート提出にうまく対応できない日本人留学生が多かったということです。英語が得意な人は理解できると思いますが，リスニング，文法，リーディングといった分野は，過去問を解きまくり，出題内容に慣れればなんとかなりますよね。ところがライティングの場合はそうはいきません。大学受験に出題される英作文は，基本的に例文や構文を覚えれば対応できますが，ライティングと英作文とでは要求される能力がまったく異なり

ます。TOEFL iBT® のライティングで試されているのは，書き手がどのような意見を持っているか，そしてそれを論理的に表現できるかという能力です。**文法的正確さとともに書き手が自主的にものを考え，それを相手にわかりやすく伝えるという能力が試されているのです。**

　英語のライティング能力を身につけるのはとても大変です。とはいえ，だからこそ一度身につけたら武器になります。それも非常に強力な武器です。私が海外で仕事ができるようになったきっかけも，ライティング能力を身につけたことにあります。嘘だと思われるかもしれませんが，ライティング能力を身につけると自然とスピーキングにも困らなくなります。自分の意見を発信するコツが身につくからです。

　医師になると，なかなか英語の勉強に時間を割くことが難しくなります。医学生の間に，英語教員やその他の学習資源を活用し，ライティング能力を磨いて下さい。

ライティングの学習法

　「だったら何を勉強すればいいんだ」「具体的な方法が知りたい」といった声が聞こえてきそうです。私もライティングの勉強には苦労しました。実は「これをやればよい」といったマニュアルのようなものは存在しません。そこで，参考になる有名な勉強法を1つ紹介します。皆さんは**ハインリヒ・シュリーマン**をご存知ですか。ドイツの実業家・考古学者で，ギリシャ神話に登場した伝説の都市・トロイアを発掘したことで有名な人物です。彼は語学の達人で，一説では18もの言語を操れたとされています。そのシュリーマンが，著書『古代への情熱』で次のような語学学習法を記しています[1]。

> **シュリーマンの語学学習法**
> ・非常に多く音読すること
> ・決して翻訳しないこと
> ・毎日１時間をあてること
> ・つねに興味ある対象について作文を書くこと
> ・これを教師の指導によって訂正すること
> ・前日直されたものを暗記して，つぎの時間にも暗唱すること
>
> （文献１より引用）

　ここで大切なのが「興味ある対象について作文を書き，教師の指導で訂正する」という箇所です。ライティングを学習する上で厄介なのは，「自分の書いた英文が正しいのか間違っているのか，間違っているとすると何がいけないのかがわからない」ことにあります。そこでどうしても英語上級者のチェックが必要になるのです。この過程がなければ，なかなか上達することはありません。誤解しないでほしいのは，**必ずしも英語ネイティブのチェックが必要なわけではない**ということです。投稿論文用の英文作成にはまだまだ課題がありますが，自分の書いた英文の文法・語彙チェックとしてなら，ChatGPT，Grammarly，その他の機械翻訳ツールで独習してもよいでしょう。また，医学部には英語教員のみならず，論文を出すことに習熟した先輩医師たちがいるはずです。医学教育の担当者や担当部署に働きかけ，学習の機会をつくってもらうという手もあります。

　その上で，「医学論文を読めるようになることが目的」などと言わず，どうせなら「医学生の間にトップジャーナルに一発載せてやろう！」という野心を持って学習し，投稿してみましょう。そのために本書を読んで頂いているのですから。きっと将来のマッチングにも有利になりますよ。

参考：TOEFL ITP® スコアの国際比較

先に，日本の医学生のTOEFL ITP®の平均点は483点と紹介しました[2]（☞**第2章1参照**）。これは2017年のデータですが，同年に公表された国別平均点でみると日本は461点で[3]，医学生の平均点は日本人全体の平均点よりは高いようです。2022年の国別平均点では，日本は471点です。これをアジア圏の国々と比較してみると，中国512点，韓国503点，台湾496点，インド542点，フィリピン553点，マレーシア538点などと，いずれも日本より高くなっています[4]。社会人に人気のあるTOEIC®同様，TOEFL®においても日本人のスコアは高いとは言えません。**将来皆さんが英語で論文を発表する際，どんなに内容が良くても英語が稚拙であればアクセプトされることはありません。**現在のスコアに満足することなく，英語力を磨いて下さい。

文献

1) ハインリヒ シュリーマン：古代への情熱 シュリーマン自伝. 村田数之亮，訳. 岩波書店, 1976, p27.

2) 国際医療福祉大学 成田キャンパス：本学医学部5期生 TOEFL ITP の平均点が過去最高の「566点」.
[https://narita.iuhw.ac.jp/topics/2022/03/11305.html]

3) ETS：Test and Score Data Summary for the TOEFL ITP® Test. January-December 2017 Test Data.
[https://www.toeflitp.com.hk/wp-content/uploads/toefl-itp-test-score-data-2017.pdf]

4) ETS：TOEFL ITP® Test and Score Data Summary January-December 2022 Test Data.
[https://www.ets.org/pdfs/toefl/toefl-itp-test-score-data-2022.pdf]

コラム

④

Occupational English Test（OET）

　米国外の医学部で学んだ人が米国での臨床研修を希望する場合，Educational Commission for Foreign Medical Graduates（ECFMG）が発行するCertificate（証明書）が必要になります。米国の医師免許のようなものですね。このECFMG Certificateを取得するためにはUSMLE Step1，USMLE Step2 CK，そして英語力の指標に用いられるOET，すべてに7年以内に合格することが求められます。

　OETは医療に従事するために必要な英語力を評価するものですが，TOEFL®やIELTS™同様，Listening, Reading, Speaking, Writing各々について試験されます。各セクションで要求されるレベルの目安は，基本的にグレードB以上，スコアでいうと350点以上（500点満点）とされており，Common European Framework of Reference for Languages（CEFR）でいうとC1，すなわちTOEFL iBT®の95点，IELTS™の7.0以上に相当します[1,2]。将来留学を考えている人はOETにもアンテナを張っておく必要があります。とはいえ，決して無理はしないように……。

文献

1) Occupational English Test：EXECUTIVE SUMMARY Relating the Occupational English Test (OET) to the CEFR.
   [https://prod-wp-content.occupationalenglishtest.org/resources/uploads/2019/07/28135938/OET-CEFR-benchmarking.pdf]
2) 文部科学省：各試験団体のデータによるCEFRとの対照表.
   [https://www.mext.go.jp/b_menu/shingi/chousa/shotou/117/shiryo/__icsFiles/afieldfile/2015/11/04/1363335_2.pdf]

コラム
5

あなたにはメンターがいますか?

　皆さんが将来，アカデミアの世界で成功するために重要なことがあります。それは，メンターを持つことです。メンターというのは，皆さんの良き相談相手，いわゆる指導者のことです。米国など欧米のアカデミアでは，メンターの重要性はよく知られています。私が所属する米国内科学会（American College of Physicians：ACP）では，上級会員宛にメンターを募集するメールが本部から送られてくることがあります。こう言うと「えっ，メンターって誰でもなれるの？」「知り合いでもないのにメンターなんておかしいだろう」と思う人もいるかもしれませんが，メンターは，必ずしも所属機関の上司である必要はないのです。

　皆さんは医師国家試験に合格すると（多くの場合は）医師として勤務しますよね。その際に研修先となる病院は，必ずしも皆さんの希望に沿うとは限りません。多くは運に左右されます。運がよければ，希望の研修先において，知識が豊富で指導も丁寧な上司に恵まれるかもしれません。その場合は，その上司にメンターになってもらえばよいでしょう。しかし，そういうケースは残念ながら少ないのが現実です。自分の理想とする将来像をめざすためには，やはり自分が納得できる人をメンターにしなければなりません。そのためには「こんな医師・研究者になりたい」や「自分も将来，このような医師になりたい」という考えを持って，メンターになってほしい人に自らアプローチすることが大切です。その最適な場が学会です。日頃から自分の研究分野で指導を仰ぎたいと思っている素晴らしい研究者がいるのであれば，よく考え抜いた質問を投げかけてアプローチするのです。米国では，「メンターになってほしい」と直接お願いするケースが

45

多く，やる気のある若手医師の場合，キャリアの早期から2~3人のメンターを持つようです。

　次のような若手医師の本音を聞いたことがあります。彼らが言うには，「とにかく重要なのはネットワーク」ということです。良きメンターは，論文執筆や名だたる学会への発表の機会を与えてくれるのだそうです。さらに特定の分野で有力なメンターを通じて，インパクトファクターの高いジャーナルにレビューなどを投稿する機会も得られるということです。実際，**キャリア成功の有無にはネットワーク形成が重要であるとする研究もあります**[1]。なお，有力なネットワークは，論文のアクセプト率を高めることにもつながるのですが，これについては後ほど別のコラム (☞**第3章コラム⓫参照**) で紹介します。

文 献

1) Robinson DF, et al：Organizational learning, diffusion of innovation, and international collaboration in telemedicine. Health Care Manage Rev. 2003；28(1)：68-78. PMID：12638374

第2章　医学生にもトップジャーナル掲載は可能だ

④「英語はちょっと……」という皆さんへ

> **ポイント**
> ▶ 英語に苦手意識を持つ医学生は多い。
> ▶ 日本国内で日本人を診療している限り，高い英語力は不要。
> ▶ 将来の武器となる独自の得意分野を磨けばよい。

英語嫌いの人は意外に多い

本書を読んでいる医学生は，次のいずれかに該当すると思います。

❶「英語は好きだし得意科目。受験のときも武器だった」という人
❷「英語は好きでも嫌いでもないが，受験のときは特に問題なくこなせた」という人
❸「英語は嫌い。受験でも本当に嫌だった」という人

どれもそれなりの割合でいると思いますが，これまで多くの医学生と話した経験から言うと，❶か❸がけっこう多かった印象があります。すなわち英語の好き嫌いは，割とはっきりしているということです。医学生からは，将来のビジョンやキャリアパスに関する相談を受けることが多いのですが，必ずと言ってよいほど聞かれるのが，「医学英語はどうやって勉強するのがよいか」「医師にはどの程度の英語力が必要なのか」という質問です。私の経験上言えることは，英語の勉強は何をどういう順序でやっても無駄にはならないということです。英字新聞や英語の雑誌を読んだり，海外の映画やテレビ番組を英語で聞いたり，NHKのラジオ講座で学んで

も，英語力アップにつながると思います。しかし，このようなことを言っても医学生の皆さんには白けられてしまいます。そりゃそうですよね。皆さんが知りたいのは，もっと効率の良い医学英語習得法ですから。その気持ち，よくわかります。

　私の学生時代も，医学部の勉強は楽ではありませんでした。とはいえ，今の医学部は教養課程も専門課程も大変ですよね。医学が年々進歩することで，覚えることや理解すべきことが増える一方だからです。医学の進歩は，あらゆる疾患の診断法や治療法を向上させるため，喜ぶべきことです。しかし医学生にしてみたら，学習量が増えるため大変です。とりあえず医師国家試験に必要なレベルの医学英語を，少しでも楽に習得したいと考えるのは当然だと思います。ここでは「医師にはどの程度の英語力が必要か」という疑問について考えてみたいと思います。

　ご存知のように，わが国は米国のようなMedical School制ではありません。米国では教養課程でリベラルアーツを学んだ，多様なバックグラウンドを持つ学生が医学部に進学します。一方，わが国では同じような学習課程を経た高校生が，大学受験で医学部を受験します。

　実際，医師として現場で仕事をする際に重要なのは，コミュニケーション能力です。その際，日本語の行間を読む力のみならず，文化的・社会的知識が豊富であるほど患者さんとの意思疎通がうまくいきます。言い換えると，医師として診療に従事する際，文系的な知識はとても役立つということです。

　ところが，日本では医学部は理系に分類されます。受験する大学にもよりますが，数学，物理，化学，生物などにおいて，標準よりも難易度の高い問題を解くことが要求されます。ですから，総じて理系科目が得意という人が多くなります。一方で英語に関しては，かなりの割合で「嫌い」「不

得意」という人がいます。

　これまで話を聞いた中で多かったのは，次のようなケースです。たとえば，地方の国立大学医学部に推薦入学で合格した人の場合，実際に受けたのは大学入試センター試験（現在の大学入学共通テスト）と面接・小論文だけで，センター試験レベルの英語力しかないため，医学部での英語学習が非常に苦痛に感じるということでした。一方で，私立大学医学部に合格したが，苦手な英語を得意な数学・物理・化学でカバーしていたため，やはり大学での英語の授業がつらく感じるという人もいました。こういった学生が学部の先輩や部活OBの研修医に英語について相談した場合，ほぼ例外なく「英語は大事だよ」とか「今のうちに医学英語を勉強しておくほうがいい」といったアドバイスを受けています。英語嫌いの医学生にしてみればナーバスになりますよね。

英語が苦手でもどうってことはない

　私は医師として診療に従事する一方，医学論文の翻訳・校正や，官公庁の文書翻訳などに携わってきました。たまたま英文ライティングが好きだったからです。しかし，将来皆さんが医師として仕事をする際，英語ができなくてもまったく問題ありません。こんなことを言うと「そんなわけないだろう」と言われそうですね。でも本当です。もちろん，皆さんが将来，大学医学部の教員や，その他研究機関のスタッフになろうと考えていたり，海外留学や海外での病院勤務などを考えていたりするなら話は別です。しかし，英語嫌いな人が将来医師になったあと，できるだけ英語から逃れたいという場合，英語ができなくてもまったく問題ないと思います。将来開業医になるにしろ，勤務医になるにしろ，英会話がペラペラである必要もないし，あらゆる英文をすらすら読める必要もありません。何と

でもなります。日本の医学部受験を乗り切れた皆さんの英語力があれば、まったく問題ありません。あえて言うと、過去に医学誌に掲載された論文が読めれば十分なのではないでしょうか。このように言うと、「だからそれができないんだよ」と言う人もいるでしょう。このような人は医学論文というものを誤解しているだけです。医学論文は基本的に構成が決まっています。イントロダクションに始まりディスカッションで終わるすべてのセクションにおいて、どの部分でどういうことを書くかということに関して高い法則性があります。しかも質の高い医学誌の論文ほど、この原則が守られています。ですから医学論文の読解は英語の小説、英字新聞、「TIME」や「Newsweek」といった英文雑誌の内容を理解するよりも、はるかにハードルが低いのです。

　では、なぜ医学論文が難しく感じるのでしょう。これはほとんどの場合、皆さんの英語力に問題があるというよりは、その論文の背景となる医学知識の不足に起因するためだと思います。たとえば高血圧や糖尿病に関する論文を読む場合、疫学、診断、治療といった、その疾患に関する背景知識があればあるほど理解しやすくなるということです。医学部に入学したからといって、基礎医学や臨床医学が十分に理解できていない段階で、医学論文を授業で扱っても難しく感じるのは当然です。医師国家試験を突破し、臨床に携わるようになれば徐々に理解できるようになると思います。「それでも英語は嫌」という医学生も大勢います。そういう人であってもそんなに心配しないで下さい。

　皆さんが医師国家試験に無事合格し、医師になったあとに英語が必要になる場合を考えてみましょう。ほとんどの人は主に次のような場合です。

医学部卒業後に英語が必要となる状況

❶医師として仕事をする上で必要な論文を読むとき

❷抄読会で医学論文発表の順番が回ってきたとき

❸国際学会での発表

❹英文誌への投稿

❺外国人の診療

❻外資系医療機関・コンサルティングファーム, 医療ベンチャーでの勤務

❶の場合について考えてみましょう。皆さんが臨床医になっても基礎医学の研究者になっても, 仕事で英語論文を読まなければならないときは必ずあります。「読まなければならない」と聞くとゾッとする人もいるかもしれませんが, 正確に言うと「論文の内容を知りたくなる」ということです。臨床研修指定病院にしても大学病院にしても, 皆さんが診療を行う上で診断が容易につかないような難しい症例, 一般的な臨床現場であまり遭遇しないような珍しい症例を経験します。そのような場合, 正しく診断するため, そして効果的な治療を施すために, 国内のみならず国外で報告された症例報告（Case Report）, さらには, たどり着いた診断に基づいた関連疾患の総説（Review）を読むことになります。その上で, 皆さんの診療経過を各学会に報告することもあるでしょう。たとえば, もし皆さんが東京都内で内科の診療に従事していれば, 日本内科学会の関東地方会, 北海道で診療していれば北海道地方会といった場で発表することになります。どの程度の件数の論文を読むかは, 皆さんのモチベーションによることもあるかと思います。しかし, このような場合も必要以上に不安になることはありません。皆さんの周囲には必ず英語が得意な同期生や指導医がいます。わからないことがあれば, 臆することなく質問すればいいのです。

❷の場合はどうでしょう。皆さんが医師になって医学論文の内容を発

表する場として抄読会があります。医師になるとClinical Conferenceやその他で，受け持った症例のプレゼンテーションを行いますが，これとは少し様相が異なり，既に医学誌に発表された論文の内容を紹介するのが抄読会です。論文のまとめ方は，必ずしも決まっているわけではなく施設によってまちまちです。たとえば，私が所属した大学病院での抄読会は研究デザイン，研究の対象に組み入れた集団，統計解析法，研究の結果，研究の限界，考察，結論と細かく説明するものでした。一方，大学から派遣された都立病院では，1人に医学誌1冊が割り当てられ，掲載されているすべての論文の要点を毎月1回発表するスタイルでした。どのような形式であっても重要なのは，「その論文のテーマの何が重要なのか」「それまでにわかっていたことと，その論文によって明らかにされたこと」「その論文を読んで考えたこと」「今後の自分，そして所属している機関の診療・研究にどう役立てるか」ということです。さらに論文内容を要領よくスライドにまとめ，口頭で発表することは，学会発表のよい練習にもなります。仮に抄読会用に選んだ論文内容に不明な点や，わからないことがあれば周囲に聞けばよいのです。あるいは機械翻訳や生成AIを利用する手もあります。医学論文の翻訳を含め英→日の翻訳は近年かなり精度が上がりました。仮に誤字脱字があったとしても，日本語で書かれているため，皆さんの背景知識で十分補えると思います。指導医は当然「英語で読め」と言うでしょう。しかしAIによる機械翻訳が開発・改良されている現代，英語嫌いの人がそれらテクノロジーを利用することは当然のことだと思います。前項でChatGPTを使ったアウトプットには注意を要すると書きました（☞**第2章3参照**）。しかし，自分の学習のためにインプットで使用する分にはまったく問題ありません。ぜひ工夫して効率的に使って下さい。

　❸，❹はどうでしょう。これも問題ありません。皆さんが学会で発表したり論文に投稿したりする際，重要なのは研究内容です。それを英語に

翻訳することではありません。最近は，医学論文の翻訳や校正業者は多数あります。英訳するだけの業者はほぼコモディティ化しており，価格も抑えられてきています。英語の質にこだわらなければ，これら業者にアウトソースすればいいだけです。

❺の外国人の診療の際はどうでしょう。これは都合よく業者を呼ぶというわけにはいきません。とはいえ，通常はカタコトで医学英語を並べるだけでも意思疎通は可能です。さらに外国人の患者さんは来院する際，通訳の役割を果たす人と同行することが多い傾向があります。また，ある程度の規模の病院では，有料の自動翻訳機などが導入されている場合もあるでしょう。もしそれでも対応できなければ，外国人対応可能な診療機関に紹介する手もあります。

❻の場合も例外ではありません。実はこういった企業の場合，職務規定がきわめてクリアです。「英語は不得意」ということを最初にしっかり伝えておけば，英語力を要する職務に就けられることはありません。

このように英語が嫌い，苦手という人であっても，過剰に，そして無意味に心配することはないのです。

時間は戦略的に使え

ここまでは英語が苦手でも心配することはないということを書きました。英語に対する苦手意識を必要以上に持つ医学生が多いからです。私の言いたいことは，もちろん「英語の勉強は不要」ということではありません。学生時代に苦手な英語を克服したいという人は，しっかり勉強すればよいと思います。ですが，英語学習に費やす時間と労力も考えなければなりません。少し勉強したくらいでは，武器と言えるような英語力は身につきま

53

せん。中途半端に取り組むと，貴重な時間もお金も無駄になりかねません。学生時代という貴重な時期を，頑張っても平均レベルにしかならないことに使うよりも，「英語は試験さえ通ればよい」と割り切り，自分にとって重要なこと，将来武器にできるような得意分野を磨くほうがはるかに有効です。たとえば，部活動に打ち込むことは，心身を鍛えるのみならず学内外の人脈づくりにもなります。プログラミング技術を磨けば，将来医療ベンチャーを創設できるかもしれません。文学や歴史に詳しくなれば，皆さんのコミュニケーション能力を飛躍させてくれるでしょう。医学生とはいえ，自分に与えられている時間は戦略的に使って下さい。

なお，医師国家試験の英語問題対策については，次項をご覧下さい（☞第2章5参照）。

注：先に医学論文の読解は，決して難しくないということを説明しました。これは医学論文に使用されている英語レベルの話です。原著論文の場合，メタアナリシス，ランダム化比較試験，前向き研究，後ろ向き研究など，いろいろな研究手法があります。ゆえに論文の内容を深く理解するためには，英語の知識以上に，これら研究手法・研究デザインを理解するための「疫学」，さらに実際に得られた研究データを正しく解析するための「統計学」の知識が必要になります。これらはいずれ，臨床研究や基礎研究に携わる際に皆さんの目的に応じて学ぶことになると思います。

第2章 医学生にもトップジャーナル掲載は可能だ

⑤ 効率良く医学英語を学ぶ方法

ポイント

▶ 臨床教材で，医学と英語を同時に学ぶ。

▶ 医学英語の学習に効果的なのは，CLIL。

▶ 医学英語教育は，学生と教員双方で設計。

医学英語学習で大切なのは効率性

「医師にはどの程度の英語力が必要なのか？」という質問に負けず劣らずよく聞かれるのが，「医学英語はどうやって勉強すればよいのか？」という質問です。

ここでは医学英語の効果的な学習法について私見を述べます。

大切なことは，「英語を完璧に学ぼうとは思わない」ことです。英語を学ぶ際の柱は，Listening, Reading, Speaking, Writing です。そして言うまでもなく，これら4技能を習得するには相当数の vocabulary（語彙）が必要です。仮に皆さんが，大学の英語の先生に次のように質問したとしましょう。

「これら4技能のうち，どれが大切ですか？」

質問された先生は，当然次のように答えるでしょう。

「どれも大切。だからバランス良く勉強するように。」

正論です。実際，Test of English as a Foreign Language（TOEFL®），International English Language Testing System（IELTS™），そして実用

55

英語技能検定（英検）や Test of English for International Communication（TOEIC®）に至るまで，高得点を取るためにはどれもバランス良く学習することが不可欠です。とはいえ皆さんは医学生であり，将来は医師として活躍するわけです。英語教師になるわけではありません。また医学部以外の学生のように，希望する企業への就職を有利に進めるため，これら試験の高スコアを取得する必要もありません。さらに，一部の海外留学を考えている人を除き，ほとんどの人は日本国内で働き，診察するほとんどの患者さんは日本人です。ですから医学生は，賢く，無駄なく，効率良く医学英語を学ぶ戦略が必要です。

まずは医師国家試験突破を目標に

効率良く医学英語を学ぶためには，皆さんの目標設定に応じた学習アプローチを取ることが大切です。漠然と「とにかく英語力をアップさせたい」とか「英語がペラペラ話せるようになりたい」などと考えないことです。手を抜いてよいことと，集中すべきことにメリハリをつけることが大切です。もちろん，英語が得意な人はどんどん実力を伸ばして頂きたいと思います。とはいえ，多くの医学生にとって医学英語を学ぶ目的はただ1つ，そう，医師国家試験に合格することです。ということは，4技能のうち何が重要かは明らかで，Reading です。Reading の学習で英語の医学用語を覚え，正しい表現法を習得すれば，将来医師になって Writing が必要になったときにも活かすことができます。ですから，医学英語の勉強において皆さんが集中すべきは Reading なのです。そのためにどうすればよいか？答えは人それぞれかもしれませんが，ここで提案したいのは，「医学英語を学ぶ」ではなく「臨床教材で医学と英語を同時に学ぶ」ということです。

医師国家試験における英語問題の変遷

「臨床教材で医学と英語を同時に学ぶ」方法について語る前に，医師国家試験の英語問題について考えてみましょう。

令和6年版医師国家試験出題基準では，次のように記されています[1]。

> **必修の基本的事項**
>
> 18 一般教養的事項（約2%）
>
> A：医学史，人文・社会科学，自然科学，芸術，哲学などに関連する一般教養的知識や考え方
>
> B：診療に必要な一般的な医学英語

このように，医師国家試験に占める医学英語問題の割合は非常に少なく，2%程度とされています。実際，近年の出題数もせいぜい4~5問程度です。出題数がこの程度だと，あえて対策はしない人もいるかもしれませんね。しかし，医師国家試験に出題される英語問題は難解なものではなく，ぜひとも正解したいポイントです。また，効果的に勉強すると医師になってからも応用が利くスキルを身につけることができます。医学英語の学習に利用しない手はありません。

そこで，医師国家試験の歴史を振り返ってみましょう。敵を知らずしては，対策の立てようもありません。

医学英語の必修問題が出題されるようになったのは，2009年に施行された第103回医師国家試験からです。当初は医学用語に関する知識を問う問題でした。それが回を重ねるごとに進化していきます。第109回医師国家試験では，「海外から帰国した際の空港内診療所」を舞台にした，海外の医療機関受診後の英文の紹介状が提示されました。第113回医師国家試験

では，設問を含めて全文英語の問題が出題されるようになり，疾患名のみならず症候名まで英語の医学用語を押さえる必要が出てきました。第114回医師国家試験では，設問を含めた全文英語の問題が3問，日本語と英語混合の問題が1問出題されました。第115回医師国家試験では，英語問題の出題すべてが全文英語となりました。

　たとえば，次のような問題です。

A 60-year-old man presented with sensory disturbance of his fingers and toes. He lived alone and drank alcohol every day. The amount of his alcohol intake was over 60g/day. He had muscle weakness and burning sensation of his extremities. Examinations showed nystagmus and heart failure.

Which one of the following vitamins is related to his symptoms?

a　Vitamin A
b　Vitamin B1
c　Vitamin B6
d　Vitamin C
e　Vitamin D

（第115回医師国家試験 B-32）

　この問題に関しては，英語自体も設問自体も難易度は高くありません。英文ということで過剰に意識する人もいるかもしれませんが，仮に日本語で書かれていたら，普通に医師国家試験の勉強をしていれば容易に解けるレベルだと思います。とはいえ年々英語問題が重視され，少しずつ難化傾向にあるのは間違いないようです。そこで医学生の皆さんは，英語で医学用語を覚えるだけではなく，こういった臨床問題を解けるようにならなければなりません。ある意味，これが多くの皆さんにとって，医学英語修得レベルの目標になるわけです。

では，こういった医師国家試験の英語問題の学習法はどうすればよいでしょう。医師国家試験の英語問題に対応した英単語をまとめた書籍など，教材はいろいろあります。もちろん，そういった教材で学習するのもいいでしょう。でも，より将来に役立つ学習法もあります。お勧めなのは，実際の臨床英文を利用した学習です。どのように勉強するか，1つやってみましょう。

「医学と英語を同時に学ぶ」とは

基礎医学・臨床医学の教科書に洋書を使えば「医学を英語で勉強する」ということになりますが，これはけっこう大変で，ほとんどの医学生にとっては現実的ではありません。もっと印象に残り，医師国家試験の勉強として役立ちそうなやり方があるはずです。たとえば上述の第115回医師国家試験B-32の場合，各センテンスから医学英語表現と臨床知識について学んでいけます。

センテンスを利用した医学英語の学び方

❶ A 60-year-old man presented with sensory disturbance of his fingers and toes.

❷ He lived alone and drank alcohol every day.

❸ The amount of his alcohol intake was over 60g/day.

❹ He had muscle weakness and burning sensation of his extremities.

❺ Examinations showed nystagmus and heart failure.

❶は「60歳の男性が，手足の指の感覚障害を訴えた」という意味です。一般的に医師国家試験の臨床問題は，「A ○○-year-old man (woman) presented with ……」ように始まることが多いと思います。

　この型は，医学誌に掲載されるCase Report（症例報告）の第一センテンスにも用いられる基本形です。**皆さんが医師になってから，最初に執筆する英語論文は通常Case Report**です。したがって，Case Reportで頻用されるこのような英語表現に慣れておくと，医師になってから難なく症例報告できるようになると思います。

　この基本形に情報を追加する場合は次のようにします。
　搬送先を示す際は，次のようにします。

- A ○○-year-old man (woman) presented to the emergency department with ……
  ［○○歳の男性（女性）が，（with以下）の症状を訴えて救急科を受診した。］
- A ○○-year-old man (woman) presented to the primary care clinic with ………
  ［○○歳の男性（女性）が，（with以下）の症状を訴えてプライマリケアクリニックを受診した。］
- A ○○-year-old man (woman) presented to a local urgent care clinic with ……
  ［○○歳の男性（女性）が，（with以下）の症状を訴えて地域の救急クリニックを受診した。］

「入院した」であれば，次のようになります。

- A ○○-year-old man (woman) was admitted to the intensive care unit with ……
  ［○○歳の男性（女性）が，（with以下）の症状で集中治療室に入院した。］

具体的な主訴や受診理由も含めてみましょう。

- A 30-year-old man presented to the allergy and immunology clinic for evaluation of an urticarial rash.
  [30歳の男性が，蕁麻疹の診断のためアレルギー免疫科を受診した。]
- A 20-year-old woman presented to the neurology clinic with a 1-week history of double vision.
  [20歳の女性が，1週間にわたる複視の症状を訴えて神経内科クリニックを受診した。]
- A 10-year-old girl presented to the pediatric neurology clinic with a 2-day history of headache.
  [10歳の少女が，2日前からの頭痛を訴えて小児神経科クリニックを受診した。]
- A 30-year-old woman was referred to the hematology clinic for evaluation of abnormal coagulation laboratory studies.
  [30歳の女性が，凝固検査異常の精査のために血液内科クリニックに紹介された。]

A ○○-year-old man (woman) presented with ……の文型では，with以下で症状がいつから出現したかも表現できます。

腹痛を例にすると次のようになります。

- A ○○-year-old man (woman) presented with sudden-onset severe abdominal pain that had started 1 hour earlier.
  [○○歳の男性(女性)が，1時間前に出現した突然の激しい腹痛を主訴に来院した]
- A ○○-year-old man (woman) presented with a 1-week history of lower abdominal pain.
  [○○歳の男性(女性)が，1週間前からの下腹部痛を主訴に来院した。]

- A ○○-year-old man (woman) presented with a 6-month history of worsening abdominal pain.

  [○○歳の男性（女性）が，半年前からの悪化する腹痛を主訴に来院した。]

以上を原則とし，あとは適切な形で情報を追加していきます。

いくつか例を挙げます。

- A 4-year-boy was brought to the hospital with a 2-day history of vomiting and abdominal pain in the left lower quadrant.

  [4歳の男児が，2日前からの嘔吐と左下腹部痛を主訴に病院に搬送された。]

- A previously healthy 18-year-old man presented to a primary care provider with a 3-day history of headaches. Symptoms began 2 weeks after he had received a messenger RNA vaccination against coronavirus disease 2019 (COVID-19).

  [以前は健康だった18歳男性が，3日前からの頭痛を主訴にプライマリケア提供者を受診した。症状は新型コロナウイルス感染症（COVID-19）に対するメッセンジャーRNAのワクチン接種後2週間で出現した。]

- A 70-year-old man with a history of hypertension and atrial fibrillation presented to his cardiologist's office with worsening dyspnea that had started 3 days earlier. One week before presentation, fatigue, weakness, and dyspnea with exertion developed.

  [高血圧と心房細動の病歴のある70歳の男性が，3日前から始まった呼吸困難の悪化を主訴にかかりつけの循環器内科を受診した。その1週間前より疲労，脱力感，労作時呼吸困難が出現していた。]

既往歴が多くて1つのセンテンスが長くなりすぎるようであれば，次のように2つにわけてもいいです。

・A 70-year-old man presented to his cardiologist's office with worsening dyspnea that had started 3 days earlier. He had a medical history of hypertension, atrial fibrillation, chronic gastritis, diabetes, and hyperthyroidism.

[70歳の男性が，3日前から始まった呼吸困難の悪化を主訴にかかりつけの循環器内科を受診した。彼は高血圧，心房細動，慢性胃炎，糖尿病，そして甲状腺機能亢進症の病歴を有していた。]

陽性症状のあとに，陰性症状や過去の接触を記載することもあります。除外診断の際，重要な情報となるからです。

・A 50-year-old man presented to the hospital with dyspnea and cough. He had been well until 3 days earlier, when myalgias and shortness of breath developed. He also began to have a cough that was productive of yellow sputum. He reported no chills, fevers, sore throat, or palpitations, and he had no known sick contacts.

[50歳の男性が呼吸困難と咳を主訴に来院した。3日前に筋肉痛と息切れが出現するまでは体調良好だった。また，黄色の喀痰を伴う咳も出始めた。なお，悪寒，発熱，咽頭痛，動悸などの症状はなく，病気にかかった接触者もいなかった。]

センテンス❷，❸のように嗜好品についても記載します。

- He drank beer occasionally.
  [彼はときどきビールを飲んだ。]

- He drank alcohol rarely.
  [彼はめったにアルコールを飲まない。]

- He drank less than one alcoholic beverage per week.
  [彼の飲酒量は週にアルコール1杯未満である。]

- He consumed one or two alcoholic drinks daily.
  [彼は毎日1杯か2杯のアルコールを飲む。]

- He occasionally smoked tobacco.
  [彼はときどき喫煙した。]

- He had smoked a half pack of cigarettes daily for 5 years.
  [彼は5年間毎日たばこを半箱吸った。]

- He had smoked approximately a half pack of cigarettes per day
  since he was 20 years of age but quit 1 year before the current
  admission.
  [彼は20歳の頃から毎日約半箱たばこを吸っていたが，今回の入院1年
  前には禁煙していた。]

アルコールやたばこ，その他禁止薬物の嗜好がなければ，次のように表現
します。

- He (she) had never smoked tobacco and did not drink alcohol or
  use illicit drugs (substances).
  [彼（彼女）は喫煙歴がなく，飲酒や違法薬物（物質）も使用していない。]

- He had never smoked cigarettes, vaped, or used other recreational
  drugs.
  [彼は喫煙したり，電子たばこを吸ったり，その他の娯楽用ドラッグの使
  用歴はなかった。]

そしてCase Reportや医師国家試験臨床問題では，臨床所見が記載され
ます。

• On examination, the temperature was 36.5℃, the heart rate
72 beats per minute, the blood pressure 118/74 mmHg, the
respiratory rate 18 breaths per minute, and the oxygen saturation
98% while the patient was breathing ambient air.
［診察時，患者の体温は36.5℃，脈拍数72回／分，血圧118/74mmHg,
呼吸数18回／分，酸素飽和度はルームエアーで98％だった。］

酸素を吸入している際は次のような表現にします。

• …… , and the oxygen saturation 92% while the patient was
receiving supplemental oxygen through a nasal cannula at a rate
of 3 liters per minute.
［毎分3リットルの速度で鼻カニューレを通じて酸素補給されている際の
酸素飽和度は，92％だった。］

バイタルサインのあとは身体所見についても述べたいところですが，き
りがないのでここで止めておきます。

以上のように，臨床英文のセンテンスを応用することで表現の幅を広げ
ることができます。

センテンスを利用した臨床医学の学び方

それでは次に，先に提示した第115回医師国家試験 B-32のセンテンス
を臨床面から振り返ってみましょう。

まず，この問題で想起される疾患について解説します。脳や脊髄など
の中枢神経からわかれて全身の器官・組織に分布する神経を末梢神経と言
い，運動神経，感覚神経，自律神経の3つにわけられます。運動神経が障
害されると筋力低下（muscle weakness）や筋萎縮（atrophy），感覚神経
が障害されるとしびれ（numbness）や感覚障害（sensory disturbance），
自律神経が障害されると起立性低血圧（orthostatic hypotension）や動悸
（palpitation）などの多彩な症状がみられます。

　末梢神経障害（neuropathy）は病理学的に軸索の変性によるもの（axo-
nopathy），節性脱髄によるもの（segmental demyelination），神経細胞
の障害によるもの（neuronopathy）にわけられます。また，障害分布か
らは次の3つに分類されます。1本の神経幹のみが障害される単ニューロ
パチー［単神経障害（mononeuropathy）］，体の別の部位にある複数の末
梢神経が障害される多発性単ニューロパチー［多発単神経障害（multiple
mononeuropathy）］，典型的な場合は四肢左右対称性（手袋・靴下型）に
出現し，体の中心から遠位にあるほど障害の強い多発ニューロパチー［多
発神経障害（polyneuropathy）］です。

　単ニューロパチーは，主に骨や靱帯などによる機械的な圧迫で出現しま
す。代表的なものに手根管症候群による正中神経障害や，足根管症候群に
よる脛骨神経障害などがあり，主に整形外科の範疇になります。一方，多
発性単ニューロパチーや多発ニューロパチーは全身的な病態となる原因
を同定しなければならず，内科の範疇になります。

　内科領域では糖尿病など代謝性疾患，自己免疫疾患，重金属などによる
中毒性疾患，さらには薬剤性，遺伝性，感染性といったものがありますが，
これらの詳細は本書では省きます。

実際の医療現場における（もちろん医師国家試験の際も）末梢神経障害の鑑別診断で有用なのは、「具体的な症状・発症様式」と「障害の出現分布」です。したがって問診は非常に重要です。実際には「症状はいつ出現し，どのような順に進行したか」，そして家族歴，既往歴，生活環境，嗜好品などを聴きます。

　さて，先のセンテンスですが，❶手足の指の感覚障害，❷一人暮らしでアルコールを毎日摂取とあるので，アルコール性末梢神経障害が疑われます。❸には1日当たりのアルコール摂取量が60gとあります。厚生労働省が節度ある適度な飲酒量としているのは，純アルコールで1日平均20gです。60g以上は多量飲酒になりますので，この段階で，ほぼアルコール性末梢神経障害と考えられます（「ほぼ」としたのは，神経伝導速度など生理検査に関する記述がなく，症状と生活習慣のみで判断せざるをえないからです）。ちなみに厚生労働省の基準を知らなくてもまったく問題ありません。たとえば，缶ビール350mLのアルコール量の目安はすぐにわかります。アルコール度数が5％とすると，350mL×5％×0.8（アルコールの比重）＝14gですよね。60gは350mLの缶ビール4本以上なので，明らかに多量飲酒です。❹で四肢の筋力低下と感覚障害の一種である灼熱感に触れたあと，❺でいきなり眼振と心不全とあります。ストーリーの進め方としては，かなり雑な印象を受けますが，眼振からはWernicke-Korsakoff症候群，心不全からはアルコール性心筋症と，いずれもアルコール過剰摂取に伴うビタミンB_1の欠乏を想起させます。この設問では，「これらの症状に関連するビタミンは次のうちどれか？」なので，答えは選択肢bのビタミンB_1になります。アルコール性多発ニューロパチーにはビタミンB_1欠乏を伴うものと伴わないものがあり，それぞれ臨床症状も病理学的所見も異なることがわかっているため，センテンス❶❷❸❹だけでは，選択肢

から解答を選べません。したがって，センテンス❺が（少し強引に）追加されたのだと思います。

　さて，この設問の場合，答えは容易に導かれますが，関連して多くの臨床知識を学ぶことができます。多発ニューロパチーの原因はたくさんありますが，頻度が高いのはアルコール，糖尿病，薬剤性（ある種の抗がん剤）などです。多発性単ニューロパチーの場合は，抗好中球細胞質抗体（anti-neutrophil cytoplasmic antibody：ANCA）関連血管炎による虚血性ニューロパチー，全身に肉芽種などをきたしうるサルコイドーシスに伴うサルコイドニューロパチー，さらには自己免疫疾患に伴う末梢神経の炎症などを必ず鑑別診断に挙げなければなりません。

　典型的な検査所見や画像などを利用して学習するのも面白いと思います。どこまで知識を広げるかは医学生と教員間で決めればよいでしょう。

　このように，医学英語と臨床知識を同時に学ぶ際，医師国家試験過去問にある英語臨床問題や医学誌に掲載されたCase Reportなどを題材に，実際の医療現場で臨床医がどのような思考過程で診断していくかを示しながら学ぶのは記憶に残りやすく，学習効果も上がるのではないでしょうか。言語だけ切り離して学習するのではなく，言語が使われるコンテクストの中において学ぶわけです。これは「内容に力点を置いて，付随的に外国語を学ぶほうが学習効率は高まる」という論理に基づいています。このような最新の外国語教育は，Content and Language Integrated Learning (CLIL)（内容と言語を統合する学習）と呼ばれています。

医学英語の学習に効果的なのはCLIL

英語学および英語教育を専門とし，日本CLIL教育学会会長でもある上智大学の池田真教授はCLILの効率を上げるための重要な要素として次の10項目を挙げています[2]。

CLILの10大原理
❶ 内容学習と語学学習の比重は1：1である。
❷ オーセンティック素材（新聞，雑誌，ウェブサイトなど）の使用を奨励する。
❸ 文字だけでなく，音声，数字，視覚（図版や映像）による情報を与える。
❹ 様々なレベルの思考力（暗記，理解，応用，分析，評価，創造）を活用する。
❺ タスクを多く与える。
❻ 協同学習（ペアワークやグループ活動）を重視する。
❼ 内容と言語の両面での足場（学習の手助け）を用意する。
❽ 異文化理解や国際問題の要素を入れる。
❾ 4技能をバランスよく統合して使う。
❿ 学習スキルの指導を行う。

（文献2より引用）

医学英語を学ぶ際にも，CLILアプローチは非常に有用です。❷にあるオーセンティック素材を例に挙げます。オーセンティック（Authentic）とは，「本物の」「実際の」「信頼できる」といった意味ですが，皆さんの周囲には実際に医師国家試験に出題された英語臨床問題のみならず，医学誌に掲載されたケースレポートなど，活用できるもので溢れています。もちろん，Educational Commission for Foreign Medical Graduates（ECFMG）Certificate取得に必要なUnited States Medical Licensing Examination（USMLE）の教材を使用してもよいでしょう。❸の場合，医療現場にある臨床データ（検査結果など）やCT，MRIなどの画像を含めて

医学英語を学ぶほうが，記憶にも残りやすいのではないでしょうか。**効率良く学習できれば医師国家試験対策にとどまらず，ケースレポートの書き方も習得でき，医師になってすぐに役立つスキルになります。**医師になって多忙の中，改めて医学英語の勉強をするのは大変ですから……。

さらに，CLILには決まった型があるわけではなく，いくつかのタイプがあります[3]。

CLILのタイプ
Soft CLIL (英語教育を目的) — Hard CLIL (科目教育を目的)
Light CLIL (単発的・少数回) — Heavy CLIL (定期的・多数回)
Partial CLIL (授業の一部で行う) — Total CLIL (授業の全部で行う)
Bilingual CLIL (日本語と英語を使用) — Monolingual CLIL (英語のみ使用)

皆さんが習得したい医学英語（医師国家試験対策だけでよいのか，医師になってからさほどのストレスを感じることなくケースレポートが書けるレベルをめざすのか）に応じて，CLILを設計することが大切です。

さて，このような英語学習を実現するために重要なことがあります。それは，英語教員のみならず，実際に英語をコミュニケーションツールとして利用している医師が，医学生の英語教育に参加することです。

効果的な医学英語教育には医師の参加も必要

　医学生に医師国家試験，そして現場で使用する臨床英文を用いて指導することは，一般の英語教員にはできません。理由は簡単です。英語教員は英語学・英文学の専門家であって医師ではないからです。逆もまたしかり，医師には英語全般を学生に指導することはできません。当然です。医師の仕事は，患者さんを診療することなのですから。

　英語学の専門教員が指導すれば，学生のTOEFL Institutional Test Program（TOEFL® ITP）のスコア向上には非常に有効だと思います。しかし，医学生が英語を学ぶ本来の目的はTOEFL® ITPやTOEIC®のスコアを上げることではありません。英語をツールとして活用し，医師になって活躍するためです。そもそもTOEFL®やTOEIC®のスコアを上げるだけであれば，市販の教材やアプリ，ChatGPTなどの利用といった独習でも十分対応できます。

　現在，ほとんどの医学部で医学英語の授業が導入されています。受講している医学生が満足いく内容なら問題ありません。しかし「この課題，医学部に必要？」「これを勉強して将来役立つのかな？」などと感じているようなら大いに問題あります。そのような場合は，医師国家試験の英語問題，さらには医師になってからも役立つような臨床英文を使うことを教員に提案してみましょう。「どこに指導してくれる医師がいるのか」と思われるかもしれませんね。でも英語を存分に活用している医師は，どこの大学にも必ずいます。中には「医学部の1，2年生にこのような医学的な説明をしても理解できないのではないか」と言う人もいるかもしれません。しかし，臨床推論の考え方には早い時期から触れるほうが医師としての考え方

も早く身につくと思います。基礎医学を学ぶ際も実地臨床と関連づけることができるため，より理解度は深まるのではないでしょうか。最近は多くの大学や医学部でアクティブ・ラーニングが導入され，学生教育に非常に熱心に取り組まれています。医学生の立場からも積極的に提案し，皆さんが納得いく講義をつくっていくべきです。そのためには，語学教育を専門とする英語教員と医学系教員との連携が，これまで以上に大切になると思います。

　経済学者であり，英語やその他の学習法に関する多数の書籍を上梓している野口悠紀雄氏も専門分野の英語教育の特殊性を指摘しています[4]。
　以下に野口氏のコメントを紹介します。

「どのような専門用語が重要かは，分野によって違う。その分野の専門家でないと教えられない。専門用語に関する限り，一般的な英語の先生は役に立たない。一般的な英語の先生は，挨拶の英語や英文学を教えることはできるが，ある分野でどういう専門用語が使われるかは，教えられない。だから，専門分野の英語は，英語の先生ではなく，その分野の先生に習わないと，駄目だ。」

（文献4，p82より引用）

「分野固有の専門用語や独特の表現を学ぶには，その分野の専門書を教科書として独学するか，専門分野で英語を日常的に使っている人を教師とする他はない。」

（文献4，p85より引用）

　さて，医学生の皆さんはどのように考えますか。近年，アクティブ・ラーニングの大切さは広く知られています。**医学教育は一方向ではなく，学生と教員の双方向性のものであるべき**です。皆さん自身の考えをしっかり発信して下さい。

国際医学誌に名前を載せたい医学生がターゲットにすべきは?

　日本の医学生は，レターの意義や執筆ノウハウを知る機会がないために投稿経験のない人が多いと思います。一方，海外では将来のキャリア形成を有利にすべく，多くの医学生が積極的にレター投稿しています。たとえば，Academic Medicineの場合は18.2%，Medical Educationの場合は48.8%，The Clinical Teacherに至っては，何と83.3%が医学生からのレターです。これは2019年の調査結果ですが，同年のImpact Factorは，それぞれ5.354，4.570，0.740で，これらはすべてPubMedに収載されています[5]。もしも，皆さんが成功体験を積むべく，アクセプトを現実的に勝ち取りたければ，ターゲットにすべきはこれらのMedical Education Journalです。

文献

1) 厚生労働省：令和6年版医師国家試験出題基準について　必修の基本的事項．令和5年3月31日．
[https://www.mhlw.go.jp/content/10803000/001079482.pdf]

2) 池田 真：CLILと英文法指導 内容学習と言語学習の統合．英語教育．2011；60(7)：34-6.

3) 池田 真：CLIL (Content and Language Integrated Learning) の方法論．
[https://www.britishcouncil.jp/sites/default/files/eng-clil-overall-presentation-01-jp.pdf]

4) 野口悠紀雄：「超」英語独学法．NHK出版新書．2021.

5) Mukhammadaminov A, et al: A quantitative study of letters to the editor by medical students in medical education journals. Med Educ Online. 2021 Dec;26(1):1912879. PMID: 33855937

NEJMの「Case Records of the MGH」の活用

　NEJMには，Case Records of the Massachusetts General Hospitalというシリーズがあります。1つの症例をカンファレンス形式で考察していくものです。最初に症例提示が行われますが，この部分を読むだけでも医師国家試験の英語問題には十分有効です。いろいろな症状や理学所見の英語表現が学べます。この症例提示の部分だけでもいくつか読み込み，英語表現を学べば，医師国家試験の英語は決して難しくないということがご理解頂けることでしょう。臨床知識がある程度身についたら，さらに症状の分析，検査データの読み方，治療法なども読み進めていくとよいでしょう。興味のある人はぜひ試してみて下さい。将来必ず役に立ちますよ。

講義は英語でやるべきか？

「日本が育成すべきは，世界に通用するグローバル人材だ。」

医学界に限らず，経済界などでもよく聞かれるフレーズです。2012年首相官邸より公開された「グローバル人材育成戦略」では「グローバル人材」に必須な要素として以下の3つを挙げています。

要素1：語学力，コミュニケーション能力
要素2：主体性・積極性，チャレンジ精神，協調性・柔軟性，責任感・使命感
要素3：異文化に対する理解と日本人としてのアイデンティティー

このグローバル人材育成を目的に，English-Medium Instruction (EMI) を採用する教育機関が増えました。

Deardenは，EMIを次のように説明しています[1]。

The use of the English language to teach academic subjects in countries or jurisdictions where the first language (L1) of the majority of the population is not English.

要するに「（日本のように）人口の大多数の母語が英語ではない国や地域において，英語を用いて教科を教える」ということです。グローバリゼーションの名のもとに，EMIは高等教育の国際化促進を目的に世界中で急速に広がっています[2]。わが国も例外ではなく，2015年には学部段階でEMIを導入している大学は全体の約41％にあたる305大学に及び，増加傾向が続いています[3]。

さて，Content and Language Integrated Learning (CLIL) について

先に述べましたが（☞**第2章5参照**），CLILに関してはEMIの一形態とする意見もあれば[4]，EMIの主目的が教科を教えること（科目教育）なのに対し，CLILは科目教育と語学教育の両者をめざす点で異なるとする意見もあります[5]。

　実は，世界中で急速に広がっているとはいえ，EMIについての研究はいまだ遅れており，はっきりとした教育的効果は明らかになっていないとする専門書もあります[6]。日本人学生にとっても，EMIのメリットは必ずしも明らかになっていません。中にはEMIは学生に過剰な負担を強いており，英語力の程度にかかわらず，日本人学生は平均して講義内容の51.9%程度しか理解できていないとする報告もあります[7]。さらに，EMIのデメリットとして，非母語を介するがゆえ，教員が発信する情報量と学生が理解しうる知識量が限られてしまうことを指摘する専門家もいます[8]。

　要するに，**英語での授業が日本語での授業と同等，あるいはそれ以上の学習成果をもたらすというエビデンスは得られておらず，学生が英語で講義内容すべてを理解するのは学びの負担が大きい**ということのようです。

　教える側が英語ネイティブであればEMIは成立するものの，学生が講義内容を理解するための丁寧なサポートがなければ，十分な効果は得にくいと思います。また，上述したEMIのデメリットが指摘される中，**限られた時間数で医学生に効果的な英語教育を行うために重要なのは目標設定**だと思います。ゴール設定のない講義内容は，教員・学生双方にとって時間の無駄です。「TOEFL® のスコアアップ」「医学論文を理解できるように」「ケースレポートが書けるレベルまで」「医師国家試験の英語問題に困ることがないレベルまで」など，到達目標は何でもよいと思います。**各大学の教育担当者，そして医学生が納得いくターゲットレベルを定め，時には日本語を使って丁寧に解説することが最も大切なことだと思います。**

文献

1) Dearden J：English as a medium of instruction – a growing global phenomenon.
   [https://www.britishcouncil.es/sites/default/files/british_council_english_as_a_medium_of_instruction.pdf]

2) 小島直子：English-medium instruction（EMI）に求められている教育実践及び学習環境―日本人学生の動機づけの視点から―．APU言語研究論叢．2019；4：49-64.
   [https://www.jstage.jst.go.jp/article/apujlr/4/0/4_49/_pdf/-char/ja]

3) 文部科学省高等教育局：平成27年度の大学における教育内容等の改革状況について（概要）．
   [https://www.mext.go.jp/a_menu/koutou/daigaku/04052801/__icsFiles/afieldfile/2017/12/13/1398426_1.pdf]

4) 中鉢恵一：EMIの背景と日本人学生の現状について―SGUの現場から―．経営論集．2020；95：107-18.

5) 堀内喜代美：英語学位プログラムの動向と課題．広島大学大学院人間社会科学研究科紀要「教育学研究」．2021；2：549-58.
   [https://ir.lib.hiroshima-u.ac.jp/51667/files/43389]

6) Macaro E：English Medium Instruction：Content and Language in Policy and Practice. Oxford University Press, 2018.

7) Kojima N, et al：Motivation in English medium instruction classrooms from the perspective of self-determination theory and the ideal self. JACET Journal. 2017；61：23-39.
   [https://www.researchgate.net/publication/351343733_Motivation_in_English_Medium_Instruction_Classrooms_from_the_Perspective_of_Self-determination_Theor_y_and_the_Ideal_Self]

8) 桑村　昭：日本の大学におけるEMI（English-Medium Instruction）の役割―課題と展望―．留学交流．2018；91：9-27.
   [https://www.jasso.go.jp/ryugaku/related/kouryu/2018/__icsFiles/afieldfile/2021/02/18/201810kuwamuraakira.pdf]

偶然をキャリアに活かせ！

　英語関連の内容が続きましたが，ここでは医学生の皆さんにキャリア戦略の話をします。近年，ビジネスパーソンの間では，若いうちから自身のキャリアについて真剣に考える人が増えています。同様に，医師もライフキャリア，ビジネスキャリアの両面から人生設計していく時代になりました。キャリアプランはできるだけ早期から意識しておくほうが明らかに有利です。そこで皆さんにお伝えしたいのは，**多様性と偶発性を今後のキャリアプランに活かしてほしい**ということです。

　トップジャーナルに発信できるようになるためには，医学・医療について独自の視点で分析し，考えられるようになることが大切です。そのためには多種多様な意見や考え方に触れる必要があります。わが国のみならず，米国その他の医学・医療情勢を知っておくことは，皆さんの今後のキャリア形成にも非常に有利に働きます。たとえば，私が所属している米国内科学会（ACP）日本支部には，Student Committee という委員会があり，医学関連の勉強会やイベントなどの企画で学生会員間の交流を深める活動をしています（https://acpjcsc2021.wixsite.com/official）。忙しい中，時間をやり繰りして総合医学，医学教育，クリニカルコミュニケーションなどのテーマについて取り組んでいる姿勢はとても素晴らしく，いつも感心しています。学生会員の入会条件は，医学部の学生（1〜6年生）であることだけです。大学を超えた横のネットワークが広がることで，いろいろな情報にアクセスできるだけでなく，学外にも先輩・後輩・友人ができるということはとても素敵なことではないでしょうか。さらに，日本

支部には学生会員のほかにも，研修医・専攻医を対象とした準会員をはじめ，アフィリエイト会員，正会員，上級会員，名誉上級会員，最高栄誉会員などが所属しています。研修医・専攻医といった若い先生だけでなく，普段なかなかお会いする機会もないような大御所の先生方と縦のネットワークもできます。必ずしも強いつながりが必要なわけではありません。実社会ではゆるいつながりが大いに役立つことが多々あるものです。

　もちろん，そういったグループに必ずしも属さなければいけないわけではなく，単独で多くの成果を上げている人はいくらでもいます。ここで，皆さんのキャリア戦略に役立つ理論を1つ紹介します。皆さんはPlanned happenstance theory(by John D. Krumboltz)という言葉を聞いたことがありますか。日本語では「計画的偶発性理論」と呼ばれており，スタンフォード大学の教育心理学者クランボルツが提唱したキャリア論です。
　クランボルツは，いくつかの調査の結果，以下のように報告しています。

・キャリアの8割は偶然で決まる。
・18歳のときに考えていた職業に実際に就いた人は，全体の2％に過ぎなかった。

　将来の目標を定めて努力することは大切なことです。しかし，それにこだわりすぎると将来の選択肢を狭めてしまう可能性があります。それよりも想定外のことを受け入れ，それを活用して，より素晴らしい未来創出に向かって行動することのほうが大切だという考え方です。

　医学生の皆さんの場合，基本的には医師国家試験合格後は医師になります。しかし，同じ医師免許を取得しても，活躍の場は非常に多様化しており，働き方も人それぞれです。この傾向には，今後ますます拍車がかか

ることと思います。**その時代に必要とされる自分の価値観に合った仕事を，自分のライフステージに応じて，自分が成果を出せる得意なやり方で実現することが大切です。** そうすることで生産性向上が見込めるだけでなく，社会により貢献できるでしょうし，自分自身の Well-being にもつながります。クランボルツは好奇心，持続性，楽観性，柔軟性，冒険心を重要な要素に挙げています。私の現在は，ある1人の人物との出会いがなければありえませんでした。もちろん本書の執筆もなかったでしょう。皆さんにも，**「まったく予想していなかった出来事をチャンスに変える」「想定外の出来事をあえて迎えるべく意識的に行動する」**という考え方を知ってもらい，より素晴らしい未来を迎えてほしいと思います。

「人を育てるのは旅と読書と人との出会い」（立命館アジア太平洋大学・出口治明氏）という言葉があります。皆さんが今，このコラムを読んでいるのはまったく偶然によるものですよね。本書をご購入頂き，自宅か，職場か，帰宅途中の電車か，どこで読んでいらっしゃるのかはわかりません。書店で立ち読みの最中という人もいるでしょう。いずれの場合も，このコラムを読んでいるのは偶然によるものです。そもそも本書を手に取って頂いたことも偶然ではないでしょうか。医学書を Web で検索していて「たまたま」見つけたという人もいれば，医学書売り場でたまたま見かけてなんとなく気になるタイトルだったので手に取ってみたという人もいるかもしれません。いずれの場合であっても，**たまたま本書を手に取り，このコラムを読んで頂いたのであれば，この偶然をぜひ，皆さんの可能性溢れる将来につなげて頂きたいと思います。**

医学生であれば，ここで紹介した ACP 日本支部 Student Committee のホームページを閲覧してみると，それだけでも，周囲にはこういう活動をしている医学生がいるのだなということが認識できます。なんとなく

「自分も何かできるかな」とか「自分にも何かプラスになるかな」と思った人は参加してもよいでしょう。自分には合わないと感じれば退会すればいいだけです。難しく考える必要はありません。

　さらに，本書を読み終えた人であれば，トップジャーナルのレターセクションに投稿するノウハウが理解できています。実際に投稿するか否かは皆さんの自由です。知識として蓄えているだけでも，レターをより深く理解することができるでしょう。しかし，投稿して皆さんの不都合になることは何もありません。アクセプトされなかったからといって，責められることはありません。恥をかくわけでもないのです。逆に，もし皆さんの意見が掲載されれば，医学界に貢献できるだけではなく，皆さんの未来をより素晴らしいものに変えてくれるかもしれません。皆さんにはぜひ，本書を手に取り，このコラムを読んで頂いた偶然を活かしてほしいと思います。この偶然を機に，皆さんのより素晴らしい未来の実現を心から願っています。

第**3**章

レターについて

1 レターに関する理解を深めよう

2 コモンレターの書き方

3 アンコモンレターの書き方

4 具体的なレター

5 レター・ライティングに効果的なステップ

第3章　レターについて

① レターに関する理解を深めよう

ポイント

▶ レター投稿の学術的意義を理解する。

▶ レターの分類を理解する。

▶ 自分が投稿すべきレターのタイプを見定める。

レターとは

医学論文の種類と定義は，医学中央雑誌刊行会によって定められています[1]。その中でレターは次のように説明されています。

> **論文種類の定義**
> レター：手紙形式の記事。「編集者への手紙」「Letter to the editor」と明記されている記事。「著者からの返事」「Author's reply」も含む。

さて，レターは医学誌によって様々な呼び方で掲載されます。

The New England Journal of Medicine (NEJM) や The Lancet では Correspondence, The Journal of the American Medical Association (JAMA) では Letter to the Editor, Annals of Internal Medicine では Letters, British Medical Journal (BMJ) では投稿時は Rapid Responses としてポストされ，それが掲載された後は Letters といった具合です。

本書では，NEJM と Lancet はコレスポンデンス，その他はレターと表記して説明します。

84

レター投稿は医学的価値のある学術的行為

　最近は多くの医学誌がレター投稿を受けつけています。エディターは掲載された論文内容に関する活発な議論を望んでおり，一般的にレター投稿は歓迎される傾向があります。

　International Committee of Medical Journal Editors(ICMJE) は，レターについて次のように言及しています[2]。

Medical journals should provide readers with a mechanism for submitting comments, questions, or criticisms about published articles, usually but not necessarily always through a correspondence section or online forum.
[医学誌は読者に対し，掲載された論文に関するコメント，質問，または批判を投稿する仕組みを提供する必要がある。通常は通信欄またはオンラインフォーラムを通して行うが，必ずしもそうである必要はない。]

　レター投稿の価値が認められるようになった背景のひとつとして挙げられるのが，質の低い論文の増加です。この問題については, BMJ に "The scandal of poor medical research." と題して掲載されています。この中で，不適切な研究デザイン／サンプル選定，誤った分析手法，さらに結果解釈の誤りなどの問題を含む論文は，専門誌のみならず，一般誌でも数多くみられることが指摘されています。そしてその理由として，研究者がキャリアを焦るあまり，十分な検討を怠って論文を投稿することが挙げられています[3]。また，同じくBMJに掲載された "The role of letters in reviewing research." で，各論文は出版後，読者によって初めて真の批判的レビューを受けるとしています[4]。さらに同論文は，レターが，出版後

85

のピアレビューとして各論文の科学的な誤りを正す働きをしているにも
かかわらず十分認知されていない理由として，次の2つを挙げています。
1つは科学的業績としてのレターの評価が原著論文と比較して低いこと，
そしてもう1つは索引づけと論文へのリンクが不完全であることです。こ
れら2つの論文がBMJに掲載されたのは1994年です。当時，レターが有
する価値への認識が国際的に不十分だったことがわかると思います。

　ではその後，レターの位置づけはどうなったでしょう。レター投稿に
よる読者の厳しい指摘を契機に開始された，より進歩的な研究成果が多々み
られるようになりました。また，海外では科学的業績としてレターの評価も
高まり，ほとんどの医学誌に掲載されるレターは，PubMed®その他にイン
デックスされるようになりました。

　一方わが国では，レターはやや軽視されている傾向があります。医師の
業績として考える場合，レターと原著論文はもちろん別々にカウントしな
ければなりません。それぞれ役割が異なります。ただ，医学界に対する貢
献という点では，レターが原著論文に劣っているわけではありません。あ
の有名なジェームズ・ワトソンとフランシス・クリックによるDNA二重
らせん構造に関する投稿も，レター形式で書かれた短い論文です[5]。この
論文は通常のレター同様，外部の専門家による査読を受けることなく，エ
ディターの判断のみでアクセプトされたとも言われています。さらに，医
学界を大きく揺るがせたディオバン事件は，皆さんも知っているかもしれ
ません。同薬剤の効果を検討したこの論文は，非常にインパクトのある研
究内容で，世界中の医師の診療行為に多大な影響を与えました。この論文
の問題点を看破したのが，Lancetに掲載されたコレスポンデンスです[6]。
さらに，2020年1月30日，世界保健機関（WHO）による「新型コロナ
ウイルス（COVID-19）による緊急事態宣言」から「国際的に懸念される

公衆衛生上の緊急事態」を終了すると発した2023年5月5日に至るまで，COVID-19に関する検査や治療に関する多くの重要な論文もレターとして掲載されています。このようにレターは，医学的にも価値のある立派な学術的行為なのです。

レターの分類を知ろう

Oregon Health & Science UniversityのRobert B. Taylor（Family Medicineの名誉教授）はその著書『Medical Writing』の中で，「**レターは，著者が有名な教授である必要性もないし，randomized controlled trial（ランダム化比較試験）を行う必要もない上に，掲載の可能性も十分ある**」とし，上昇志向の強い医師にとって，レターは素晴らしい機会をもたらすということを述べています[7]。

さらに，投稿先にレターを考慮すべき理由として，LaVigneが挙げた次の2つを記しています。

❶長文となる他の形態よりもアクセプトされる可能性が高いということ
❷タイトルつきの論文としてインデックスされるため，たとえば，PubMed®などの文献検索システムで他者が検索可能であるということ

いかがでしょう。何らかの専門領域で活躍するプロフェッショナルに限らず，一般の医師，医学生の発信先になりうることがご理解頂けるのではないでしょうか。

もちろん，自分の意見や考えを自由に書いて，それをレターにして投稿するわけではありません。**医学界に役立つ意見を適切な形態で投稿しなければいけません。**

そこで，本項ではレターの知識をさらに深めるために，Taylorの分類を紹介したいと思います。皆さんが意見を発信する際は，以下に紹介する分類上のいずれかの形で投稿することになります。

Taylorはレターを次のように分類しています。

---

❶Attaboy（あっぱれ・よくやった）
❷Something to add（何らかの補足）
❸Differing perspective（異なる視点）
❹Disagreement（意見の相違）
❺Statement of concern（懸念の声明）
❻Something that must be shared（共有すべき何か）
❼Gotcha（やった！）
❽Transformed review article（変換されたレビュー）
❾Research letter（リサーチレター）

---

❶Attaboy（あっぱれ・よくやった）

掲載された論文の内容を，ある領域の大御所と認知されている医師や研究者が称賛するパターンです。この一例として，TaylorはNEJMに掲載されたコレスポンデンスを挙げています[8]。対象論文はPerspective（展望）に掲載された "Cost consciousness in patient care — what is medical education's responsibility?"［患者ケアにおけるコスト意識－医学教育の責任とは？］です[9]。

このレターの冒頭は "We commend Cooke's efforts in her Perspective article to increase readers' awareness of the near-universal ignorance of actual costs associated with the delivery of medical care."［医療の提供に関連する実際のコストがほぼ普遍的に無視されていることに対して，読者の認識を高めようとするPerspective article（NEJMに掲載される論文セクションのひとつ）でのクック氏の努力を称賛する］で始まっています。著者は，Homero Rivasを筆頭にJohn M. Morton, Thomas M. Krummelの共著で，いずれもStanford University School of Medicineの教授です。

　彼らが主張する内容の要旨は「コスト意識が欠如している限り，（たとえ実際のコストが低くても）コストが下がることは決してありえない。これからの世代に対する医学教育には革新が必要で，教育者はそれに備える必要がある。日進月歩の医療技術，研究，最新の治療法のみならず，適切な経営や経営者として生き残るためのスキルについて教育することにおいても革新が必要である」というものです。筆頭著者のRivasは医師ですがMBAも取得しており，これからの医学教育にメディカルスクールとパートナーシップを結んでいるビジネススクールが協調することを提案したいようです。ちなみにこのコレスポンデンスに対してTaylorは「我々読者の医学知識に特別新規性のある重要な情報をもたらしているわけではなく，（貴重な）誌面を割くには，より良い方法があったのではないか」と多少皮肉っています。実際このような内容のレターを私たちのような一般の臨床医が投稿したところで，掲載される可能性はほぼ0％だと思います。

　さて，このコレスポンデンスの著者欄は次のようになっています。

Homero Rivas, M.D., M.B.A. John M. Morton, M.D., M.P.H.
Thomas M. Krummel, M.D.
Stanford University School of Medicine

　やはり権威というか何というか，威圧感のようなものを感じてしまうのは私だけでしょうか。

なお，この対象論文に対しては，Rivasら以外に3つ，すなわち計4つの
コレスポンデンスが掲載されています。NEJMに掲載するにふさわしく，
読者も興味を持つ内容であるとエディターが考えているということです。
実際，どこの国にとっても，どのような医療制度を構築していくかという
点で，医学教育はきわめて重要です。NEJMが議論を活発化するために掲
載すること，そしてこの手の話題を好むこともよく理解できます。
　さて，この話題について皆さんはどう考えますか。実際に教育現場に携
わっている先生，医師会活動に活発な先生，開業医の先生，そして現在医
学教育を受けている医学生の皆さんも何か発信できるとは思いませんか。

❷ Something to add（何らかの補足）

　掲載された論文の内容に臨床医として一言付け加えることで，他の多く
の医師に役立つ可能性のある医学知識を広めたい場合に投稿するパターン
です。Taylorは一例として，American Family Physicianに掲載された
Summersらのレターを挙げています[10]。対象論文は，Frykbergが発表し
た "Diabetic foot ulcers: pathogenesis and management." ［糖尿病性
足潰瘍：病因と管理］です[11]。

　このレターは，イントロダクションの働きをする第一パラグラフで "An
effective adjunctive therapy for wound debridement that was not
mentioned is maggot therapy." ［Frykbergが言及していない創傷デ
ブリードマンの効果的な補助療法のひとつにウジ虫療法がある］と導入
し，糖尿病性足潰瘍に対してウジ虫を使って治療する方法の有効性を紹
介しています。糖尿病性壊疽や難治性潰瘍などの場合，壊死組織をウジ
虫に食べさせて汚染した組織を取り除く治療は以前より知られています。
Summersらは6つの論文を引用しつつ考察を展開し，このウジ虫治療の

有効性を説いています。自分の専門領域の知識を常にアップデートしており，臨床経験に基づいた知見があれば，このパターンのレターを投稿できるのではないでしょうか。

❸ Differing perspective（異なる視点）

　掲載された論文の内容に対し，異なる視点から意見を述べるパターンです。TaylorはNEJMに掲載されたZebleyらのコレスポンデンスを例に挙げています[12]。 対象論文は，Aranaらが発表した "Suicide-related events in patients treated with antiepileptic drugs." ［抗てんかん薬で治療された患者における自殺関連イベント］です[13]。

　Zebleyらは，"We would be cautious in interpreting these findings, since antiepileptic drugs are rarely used in the management of depression, except among a subgroup of patients with a particularly high risk of suicide." ［自殺リスクが特に高い患者のサブグループを除いて，うつ病の管理に抗てんかん薬が使用されることはめったにないため，これらの調査結果の解釈には注意したい］と指摘し，「てんかんを有さないうつ病患者において，抗てんかん薬を内服している場合は内服していない場合に比べ，自殺企図や自殺完遂が増える」というAranaらの解釈と異なる見解を示しています。Zebleyらは「抗てんかん薬は，診断の確定していない双極性障害や境界性パーソナリティ障害によくみられる衝動性や気分の不安定に対してよく処方されていること，そして神経科領域以外ではこれらの疾患がうつ病と認識されるケースが多いこと」などを指摘し，うつ病以外の疾患に対して抗てんかん薬が処方されているケースの混在を示唆することで，Aranaらの解釈に注意を促しています。

　このように，研究方法に対するバイアスの指摘や解釈に対する注意を指

摘するレターは非常に一般的です。なお，Zebleyらのコレスポンデンスの最終パラグラフは，"Future research efforts might clarify whether the prescription of antiepileptic drugs increases suicidal behavior among patients with depression or whether the use of these drugs is merely a marker for patients with an elevated baseline risk of suicide."[抗てんかん薬の処方がうつ病患者の自殺行動を増加させるのか，あるいはこれらの薬の使用は単に自殺のベースラインリスクが高い患者を示す指標にすぎないのか，今後の研究により明らかにされるかもしれない]となっています。非常に柔らかく締めくくっており，エディターからも読者や論文著者からも受け入れられやすい指摘になっています。

❹ Disagreement（意見の相違）

掲載された論文の内容に同意できない場合に自分（たち）の意見を述べるパターンです。Taylorは，JAMA Clinical Challengeに掲載された論文に対する3人の臨床医から投稿されたレターを例に挙げています[14]。対象論文は，"Arthralgia and Fevers in a Patient with Autoimmune Hepatitis."[自己免疫性肝炎患者にみられた関節痛と発熱]です[15]。

丘疹結節性発疹を伴う関節痛および発熱のある患者さんを著者らが結節性紅斑と診断しているのに対して，3人の医師が好中球性皮膚症を考慮すべきであると意見しています。このような例は，1つの症例をカンファレンス形式で考察していくNEJMのCase Records of the Massachusetts General Hospital というシリーズでもよくみられます。自分の専門分野にかかわらず，鑑別診断の過程や診断名に対して納得がいかない場合，臨床医としてこのようなレターも投稿できるのではないでしょうか。

❺ Statement of concern (懸念の声明)

　掲載された論文の研究方法や解釈に対して懸念を示すパターンです。Taylorは，NEJMに掲載された，Otónらが投稿したコレスポンデンスを例に挙げています[16]。対象論文は，関節リウマチに対する経口脾臓チロシンキナーゼ阻害薬の有効性と安全性を評価した "An oral spleen tyrosine kinase (Syk) inhibitor for rheumatoid arthritis." [関節リウマチに対する経口脾臓チロシンキナーゼ (Syk) 阻害薬] です[17]。

　対象論文の著者であるWeinblattらは，長期のメトトレキサート治療にもかかわらず活動性の関節リウマチを有する457症例を対象に，6カ月間の二重盲検プラセボ対照試験を行っています。主要評価項目は6カ月時点での米国リウマチ学会 (American College of Rheumatology：ACR) 20改善率 (圧痛関節数，腫脹関節数が20％以上改善し，他の5項目のうち3項目でも20％以上の改善を示す) としました。結果としてACR20改善率，50％以上の改善率を示すACR50改善率，そして70％以上の改善率を示すACR70改善率において，プラセボ群に比べてSyk阻害薬投与群で有意に優れているという結果が得られました。これに対してOtónらは，"Since the cornerstone of the treatment of rheumatoid arthritis is the optimal use of methotrexate, with a progressive increase of the dose up to 20 to 25 mg per week, we find it quite surprising that the inclusion criteria allowed the enrollment of patients with a suboptimal response to just 7.5 mg per week of methotrexate." [関節リウマチ治療の基本はメトトレキサートの最適な使用であり，本来の治療は用量を週20〜25mgまで徐々に増やしていくことであるため，週7.5mgのメトトレキサート投与量で最適反応が得られなかった患者の登

録を組入基準で認めていることにとても驚いている］と，懸念を表明しています。

　実際，研究の対象とすべき患者群の選定や治療法，治療薬の投与量などに対して実臨床に携わる医師の立場から納得いかないことや，問題を感じるような研究は意外にあるものです。そのような場合は現場の医師として，この手のレターを書いてもよいのではないでしょうか。

❻ Something that must be shared（共有すべき何か）

　医学誌に掲載された論文に対する言及ではなく，医学・医療について世界中の医師と共有すべき事柄について提言する短い論説です。TaylorはLancetに掲載されたFieldのコレスポンデンス "Music of the heart" ［心臓の音楽］を例に挙げています[18]。

　Fieldはこの論文で，音楽のリズムがパーキンソニズム患者の動作障害を和らげることなどに言及するとともに，大動脈弁，僧帽弁の狭窄や閉鎖不全で聴取される心雑音，僧帽弁狭窄症の開放音（オープニングスナップ）などが音符で表現できることを示し，医学生の教育に有用であることなどを説いています。

　医学誌側から依頼・招待された著者以外の場合，タイムリーかつ読者が興味を持つ内容で，きわめて上手に書けていなければ掲載されることはないだろうとTaylorは説明しています。とはいえ，私が本書を読んで頂いている皆さんにぜひ投稿してもらいたいのは，このタイプのレターです。

❼ Gotcha（やった!）

　I（'ve）got you. の略でスラングのように使われている言葉です。英語

ネイティブが「見つけた！」とか「捕まえた！」と言いたいときに発します。Taylorの分類ではどちらかというと，力士がよく使う「ゴッツァンです」のニュアンスが強いと思います。**掲載された論文内に，明らかな誤りを見つけた際に指摘するパターン**です。TaylorはNEJMに掲載されたHuのコレスポンデンスを例に挙げています[19]。対象論文は，Pocockらによる"The Primary Outcome Is Positive - Is That Good Enough?"［主要評価項目はポジティブ──それで十分か？］というReview（総説）です[20]。

Huは対象論文であるレビューが臨床試験を評価する点において素晴らしい入門になると称賛する一方，"they make a common but erroneous statement regarding the nature of the P value."［彼らは*P*値の性質に関してよくある誤った陳述をしている］と*P*値解釈の誤用を指摘しています。「NEJMに掲載される論文でそんなイージーミスがあるのか」という人もいるかもしれません。そこで内容について簡単に説明します。

Pocockらはレビューの"Is a P Value of Less Than 0.05 Good Enough?"［0.05 未満の*P*値で十分か？］というセクションの冒頭で，"A P value of 0.05 carries a 5% risk of a false positive result."［*P*値が0.05の場合，偽陽性の結果が出るリスクは5％になる］と説明しています。これに対してHuは，"This misconception is found throughout statistical and medical literature……"と，同2016年に米国統計学会（American Statistical Association：ASA）が公表した，統計的優位性と*P*値に関する次の声明を引用して反論しています。"P-values do not measure the probability that the studied hypothesis is true, or the probability that the data were produced by random chance alone."［*P*値は研究された仮説が正しい確率，あるいはデータが単なる偶

然によって得られた確率を測定するものではない]。さらにHuは "The P value as it was originally intended was simply meant to serve as a guide for evaluating whether an experiment was worth repeating. [本来のP値は，実験を繰り返す価値があるかどうかを評価するためのガイドとして機能することを目的としていた]" と締めくくっています。

さて，これに対してレビューを書いたPocockらはどのように返答したか，気になる人もいるでしょう。Pocockらは，"We appreciate Hu's comments on the meaning of P values." [P値の意味に関するHuらのコメントに感謝する] とした上で，彼らのレビューもASAの声明に準じていることを丁寧に説明しています。そしてHuが締めくくった言葉に対して，P値の提唱者であるFisherがおよそ100年前に書いたテキスト (Fisher RA:Statistical methods for research workers. Oliver and Boyd, 1925.) 内の "the smaller the P value, the lower the likelihood of a false positive result." [P値が小さいほど，偽陽性の結果が出る可能性が低くなる] という言葉を引用して冷静かつ建設的に反論しています。

医学のみならず，科学研究においては，統計学的な優位性を示すことが重要です。この優位性の判定基準として「P値」が使われるのはよく知られています。P値のPは "probability（確率）"のP，一般的には0.05を有意水準として，$P<0.05$のときに有意であるとする論文が多くみられます。あえて統計学的な有意差を示すためにデータを取捨選択したり，極端な値を除外したりする行為は俗に「P値ハッキング」などと呼ばれています。そのような行為を戒める目的もあり，ASAの声明には「P値が小さいからといってより重大な効果があることを意味しないし，逆にP値が大きくても効果がないことを示すわけではない」「実際に効果がある場合でも，サンプルサイズが小さい場合や，測定精度が低ければ，P値は大きくなりうる」な

どと，*P*値は効果の大きさや結果の重要性を必ずしも意味するわけではないことを説いています。

医学分野では用語の定義，疾患のガイドラインなど，ある時期が来ると訂正や改定されることがよくあります。また，診断指針や治療方針に関するガイドラインは各学会によっても異なることがよくあります。医学・医療関連のポジションペーパーを年に何度か機関誌に掲載する学会（American College of Physiciansなど）もあります。日頃から注意していると，意外に "Gotcha" は見つけられるかもしれません。

❽ Transformed review article（変換されたレビュー）

本来は原著論文や症例報告として投稿された論文が，最終的にレターとして掲載されるケースです。このケースの場合，それなりに名のあるジャーナルに原著論文として投稿するもリジェクト，というパターンを数回繰り返します。その後，たまたま同情的なエディターの目に留まり，500～600ワードまで字数を減らした結果，レターとして掲載されるような場合です。Taylorは自身の論文を例に挙げています[21]。

❾ Research letter（リサーチレター）

IMRaD（Introduction, Materials & Methods, Results, and Discussion）形式からなるリサーチ研究がレターとして掲載されるケースです。一例としてTaylorは，JAMAに掲載された肺癌の縦隔リンパ節病期分類に対する超音波内視鏡検査と縦隔鏡検査後の5年生存率を検討した論文を挙げています[22]。

JAMAにはリサーチレター用にけっこうなスペースが割かれています。研究内容の重要性は論文の長さで決まるわけではありません。パンデミッ

ク下，NEJMその他のトップジャーナルには，COVID-19に関する検査・治療に関する多くの重要な論文がこの形式で掲載されました。重要な論文をいち早く世界に発信したい場合，リサーチレターの形で投稿するのは十分選択肢に入るものと思います。

文 献

1) 医学中央雑誌刊行会：論文種類の定義.
[https://www.jamas.or.jp/database/policy2.html]

2) ICMJE (International Committee of Medical Journal Editors). Recommendations. Correspondence.
[https://www.icmje.org/recommendations/browse/publishing-and-editorial-issues/correspondence.html]

3) Altman DG:The scandal of poor medical research. BMJ. 1994;308(6924):283-4. PMID: 8124111

4) Bhopal RS, et al:The role of letters in reviewing research. BMJ. 1994;308(6944):1582-3. PMID: 8025421

5) WATSON JD, et al:Molecular structure of nucleic acids; a structure for deoxyribose nucleic acid. Nature. 1953;171(4356):737-8. PMID: 13054692

6) Yui Y. Concerns about the Jikei Heart Study. Lancet. 2012;379(9824):e48. PMID: 22500880

7) Robert B. Taylor:Medical Writing A Guide for Clinicians, Educators, and Researchers. 3rd ed. Springer, 2017.

8) Rivas H, et al:Cost consciousness and medical education. N Engl J Med. 2010;363(9):888-9; author reply 890-1. PMID: 20738193

9) Cooke M:Cost consciousness in patient care--what is medical education's responsibility? N Engl J Med. 2010;362(14):1253-5. PMID: 20357275

10) Summers JB, et al:Maggot debridement therapy for diabetic necrotic foot. Am Fam Physician. 2003;68(12):2327, 2330; author reply 2330. PMID: 14705752

11) Frykberg RG:Diabetic foot ulcers: pathogenesis and management. Am Fam Physician. 2002;66(9):1655-62. PMID: 12449264

12) Zebley BD, et al：Suicide-related events in patients treated with antiepileptic drugs. N Engl J Med. 2010；363(19)：1873；author reply 1874. PMID：21047248

13) Arana A, et al：Suicide-related events in patients treated with antiepileptic drugs. N Engl J Med. 2010；363(6)：542-51. PMID：20818889

14) Sarantopoulos A, et al：Assessing the Patient With Arthralgia, Fevers, and Rash. JAMA. 2016；316(17)：1827. PMID：27802537

15) Ardalan ZS, et al：Arthralgia and Fevers in a Patient With Autoimmune Hepatitis. JAMA. 2016；316(1)：91-2. PMID：27380346

16) Otón T, et al：Spleen tyrosine kinase (Syk) inhibitor for rheumatoid arthritis. N Engl J Med. 2011；364(1)：83；author reply 84. PMID：21208114

17) Weinblatt ME, et al：An oral spleen tyrosine kinase (Syk) inhibitor for rheumatoid arthritis. N Engl J Med. 2010；363(14)：1303-12. PMID：20879879

18) Field MJ：Music of the heart. Lancet. 2010；376(9758)：2074. PMID：21168052

19) Hu D：The Nature of the P Value. N Engl J Med. 2016；375(22)：2205. PMID：27959758

20) Pocock SJ, et al：The Primary Outcome Is Positive - Is That Good Enough? N Engl J Med. 2016；375(10)：971-9. PMID：27602669

21) Taylor RB：Pharmaceutical advertisements, citations, and trust. Fam Med. 2010；42(10)：744-5. PMID：21061212

22) Kuijvenhoven JC, et al：Five-Year Survival After Endosonography vs Mediastinoscopy for Mediastinal Nodal Staging of Lung Cancer. JAMA. 2016；316(10)：1110-2. PMID：27623466

第3章 レターについて

② コモンレターの書き方

ポイント

▶ コモンレターは読者による査読である。

▶ アクセプトされるコモンレターには型がある。

▶ アクセプトに必要なのは直感と粘りである。

レターの書き方と意義

「実際にレターを書くにはどうすればよいのか」という人のために，この
セクションではレター執筆のノウハウを説明します。

「医学論文の書き方」「臨床研究の方法」「医学論文の読み方」「医学論文の
検索法」などに関する日本人著者の優れた成書は多々あります。一方で，
医学論文の中でもレターの書き方に特化した専門書はあまり見かけませ
ん。これには次のような原因があるのだと思います。1つは前述のように，
日本では医学論文としてのレターがやや軽視されているということ (☞第
3章1参照)，そしてもう1つは「レターの書き方など，あえて時間を割いて
学習するようなものではない」と考えている人が多いということです。し
かし実際には，「Lancetのコレスポンデンスを書いたので目を通してほし
い」とか「レターのマニュアルをつくれないか」といったご依頼をよく受け
ます。また医学教育においても，レター投稿は非常に有意義であると考え
ている指導者の先生方は増えている印象を受けます。たとえば，神戸大学
病院感染症内科の岩田健太郎教授は自身のブログで，レター投稿の学習意
義について発信していらっしゃいます[1]。さらに，効果的なレターには，著

100

者をその分野のプロフェッショナルとして専門家同士のネットワークにつなぐ力もあります[2]。大学病院その他の研究機関で医学論文を書き慣れた医師にとって，レターを書くことは大した負担ではないと思います。とはいえ，経験の浅い医師の場合は，何から手をつけていいのかわからないという人も多いというのが実情です。

そこで本項では，レターを一度も書いたことがない人にもわかりやすいよう，基本的なことから説明したいと思います。

レターは2つに大別される

まず，最初に意識してほしいのは，レターの種類と役割です。

レターを内容別に分けると，前項で紹介したTaylorの分類のようになります（☞**第3章1参照**）。

しかし，形式別に分けると，レターは実際のところ次の2つに分けられます[3, 4]。

❶Common Letter：典型的レター（以下，コモンレター）
❷Uncommon Letter：非典型的レター（以下，アンコモンレター）

コモンレターのことをResponse Letter，アンコモンレターのことをCommentary Letterと分類することもあります。コモンレターというのは，既に医学誌に掲載された論文に対するコメントのことです。多くの先生方がレターと呼んでいるのが，このコモンレターです。このタイプのレターの場合，論文内容に対して肯定的，あるいは否定的なコメントをつくることができます。しかし，論文を普通に褒めて同調する意見を投稿してもアクセプトされることはありません。だからといって，一方的に否定的

な内容を投稿してもいけません。下手をすると論文著者に対する個人攻撃とみなされることもありえます[5]。では、どのようなコメントがアクセプトされるのか。これについて考える上で重要となるのが、レター本来の役割を理解することです。

　前項で「医学誌は読者に対し、掲載された論文に関するコメント、質問、または批判を投稿する仕組みを提供する必要がある。」というInternational Committee of Medical Journal Editors (ICMJE) の声明を紹介しました (☞**第3章1参照**)。

　ICMJEはさらに次のように表明しています[6]。

"Responsible debate, critique and disagreement are important features of science, and journal editors should encourage such discourse ideally within their own journals about the material they have published. Editors, however, have the prerogative to reject correspondence that is irrelevant, uninteresting, or lacking cogency, but they also have a responsibility to allow a range of opinions to be expressed and to promote debate."

[責任ある議論，批判，意見の相違はサイエンスの重要な特徴である。医学誌のエディターは，掲載した論文に関するそのような対話を理想的には同じ医学誌内で行うことを奨励すべきである。しかしエディターは，関連性がなく，面白みがなく，一貫性もないようなコレスポンデンスをリジェクトする権限を持つ。また，エディターは様々な意見が表明され，議論が促進されるようにする責任がある。]

　このような指針に従って、各医学誌のエディターらは掲載すべきレターを選択しています。

要するに，医学論文におけるレターの重要な役割は，主に次の2つに集約されます。

> ❶ 掲載論文に対する査読
> ❷ 重要な医学知識・診療経験を読者（世界中の医師・研究者・医療政策担当者など）と共有する

これらの役割を満たすレターであれば，アクセプトされるということです。

コモンレターの場合，特に重要なのが，掲載論文に対する「読者による査読」という観点です。メディカルライティングのバイブルのひとつである『AMA Manual of Style: A Guide for Authors and Editors (11th ed.)』[7]では，"post-publication peer review（出版後の査読）"と表現しています。皆さんもご存知のように，投稿された論文は査読の過程を経て初めてアクセプトされます。ジャーナルにもよりますが，レビュワーは通常2～3人，多くても4人程度です。各専門分野のレビュワーから，研究の方法や解釈など，厳しい指摘を受け，数回の修正を経たあとに論文は掲載されます。とはいえ，レビュワーは2人からせいぜい4人であることから，当然，レビュワーの厳しい目をすり抜けた，何らかの問題点があってもおかしくはありません。そこで重要なのが，"post-publication peer review"です。論文が掲載されたあとは，読者はそれを読んで知識をアップデートするだけではなく，その論文に対するレビュワーにもなるわけです。ですから，皆さんが投稿したレターをアクセプトに導くためには，「レビュワーになったつもりでコメントする」ことです。英文のトーンは中立的にします。問題点を指摘する場合でも，過度に批判的にならず，客観的かつ建設的に意見することが大切です。

コモンレターの型を理解しよう

原著論文の場合はIMRaDという型があります。さらにIMRaDのそれ ぞれ，Introduction，Materials & Method，Results，and Discussion においても，アクセプトされやすい標準的なセンテンス配列，パラグラ フ構成といった型があります。コモンレターも同様，**アクセプトされやす い型**があります。皆さんには，その型を身につけてほしいと思います。こ こでは，The New England Journal of Medicine（以下，NEJM），The Lancetといったトップジャーナルに限らず，一般的な医学誌でも共通す る型を取り上げます。

では順を追って説明します。

コモンレターを書き始める前の段階

コモンレターを書き始める前に，次の5項目を確認しましょう。

> **コモンレター執筆時の確認事項**
> ❶レターの対象論文を選ぶ
> ❷狙いを定めたジャーナルについて確認する
> ❸指摘したい内容を確認する
> ❹投稿規定その他を確認する
> ❺論点を絞り込む

それぞれの段階について説明します。

❶レターの対象論文を選ぶ

結論を先に言ってしまうと，「この論文にレターを書けばアクセプトさ

れる」という対象論文の選び方はありません。「私がこれまでにサポートさせて頂いてきた経験からすると……」と説明したいのですが，各先生方にアンケートをとったわけでもなく，統計データがあるわけでもないので，エビデンスに厳しい読者の皆さんには聞き入れてもらえないでしょう。とはいえ，**第3章1**で紹介したRobert B. Taylorは著書の中で私がこれまでに抱いてきた印象と同じことを次のように述べています[8]。

"The successful letter to the editor is often more the result of inspiration than persistence."
[レターの成功は多くの場合，根気よりもインスピレーションの結果である]

これはどういうことかというと，**レターには直感が大切**ということです。直感などと言うと，「何それ！」と言われそうですが，ここでいう「直感」は，コモンレターの場合は非常に重要です。もちろん，レター投稿の際に大切なのは，受け身ではなく批判的な目で論文全体を読むことです[9]。とはいえ，初めから「この論文のレターを書いてやろう」と考えて読むと，論文のアラ探しに終始することになります。それよりも，実際に論文を読んでいると，「あれ，ここなんか違うんじゃない？」「この方法には完全にバイアスがかかっている」「結論でここまで言い切ったらまずいんじゃない？」「この件に関してはどうしても自分の意見を追加したい」などと感じることがあるはずです。そのようなときこそがチャンスだということです。皆さんが論文を読む動機は様々だと思いますが，「これはどうしても指摘したい」と感じた際は，ぜひ執筆に取り掛かって下さい。

❷ 狙いを定めたジャーナルについて確認する

医学誌の中には，いまだにレターを受けつけていないものがあります。これは論外です。さらに掲載されたレターが，PubMed®に収載されてい

105

ない医学誌もやめたほうがよいでしょう。せっかく投稿しても，読んでもらう機会がないようでは意味ないからです。

❸指摘したい内容を確認する

　コモンレターに書く内容として，最も一般的なのはバイアスの指摘です。臨床医が専門分野にとらわれずに医学論文を読む際，通常はアブストラクトを読んで終わりという人も多いでしょう。研究の背景や意義を含めて詳しく知りたい人の場合は，イントロダクションからディスカッションまでのすべてを通して読む人もいるでしょう。一方，その論文が自分の専門分野で携わっている研究に類似している場合は，研究の方法と結果，特に方法に集中して読む人が多いと思います。これは，方法に何らかのバイアスがある場合，その方法から導かれる結果，さらには考察までもが信用できないものになってしまうからです。ですから，自分の専門分野・関連分野の論文を読む際は，研究の方法に何らかのバイアスが隠れていないかに注目し，それを見つけた場合に指摘するということになります。論文の研究方法にバイアスはないものの，臨床医としてどうしても追加したいことがある，そして他の臨床医にも役立つ情報であるという場合は，それについても書く価値はあります。また，ケースレポートを読み，鑑別診断の過程や診断内容，治療内容に疑問がある場合も，投稿する価値は十分あります。

❹投稿規定その他を確認する

　投稿すべきジャーナルが決まれば，次は投稿規程の確認です[9]。コモンレターには対象論文の掲載から何週以内という提出期限があります（☞第3章3参照）。さらに著者数，文字数，図表の数，引用文献の数などに関する規定をしっかり読み，必ず従うようにします。優れた内容でも投稿規定を守らないとアクセプトは難しくなります。また，過去のジャーナルに実際に

掲載されたレターについても，いくつか目を通しておくほうがよいと思います[10]。どの程度のレベルのものが掲載されているか確認することで，自分のレターを投稿すべきか否かの判断材料になるからです。さらに，自分が指摘しようとしている内容が，論文内のディスカッションでlimitation（研究の限界）として，あるいはeditorial（論説）の中で触れられていないか，再度確認します。内容が重複していると，即リジェクトされるからです。

❺論点を絞り込む

　論点はできる限り1つに絞り込むことが賢明です[11]。主張したい意見が複数あったとしても，2つ以上の論点を1つの短いレターに詰め込むのはやめましょう。医学論文の場合，論点を述べたあとは必ずその意見の根拠を述べることが鉄則だからです。ジャーナルの規定にある文字数はせいぜい400words程度です。最も重要な論点を1つに絞り，説得力のある根拠を述べるほうが圧倒的にアクセプト率は高まります。なお，NEJMの場合はさらに厳しく，字数制限は175wordsです。論点を1つに絞るのはもちろん，根拠として述べるデータや引用文献においても，重要なもののみを選択しなければなりません。

コモンレター作成のステップ

コモンレターは次の6つのステップで作成します。

> **コモンレター作成のステップ**
> ❶ 対象論文を示す
> ❷ 投稿理由を示す
> ❸ 根拠となるエビデンスを示す
> ❹ 結論を述べる
> ❺ 引用文献を示す
> ❻ 必要ならばカバーレターを作成する

それぞれのステップについて説明します。

❶ 対象論文を示す

最初のセンテンスでは，**自分がレター投稿しようとしている対象論文について言及**します。レターの内容にもよりますが，論文の内容全般をワンセンテンスでまとめてもよいですし，自分が指摘したい箇所に焦点を絞って要約してもかまいません。なお，これが1つ目の引用文献になります。

❷ 投稿理由を示す

次のセンテンスには，**なぜこのレターを書いているのか理由**を述べます。レターの内容にもよりますが，論文内の問題点を指摘する場合や，論文に対して反論したいこと，補足したいことをワンセンテンスで表現します。**対象論文内に既に書かれていることや，医師や研究者にとって周知である不要な情報は入れてはなりません**[3]。

❸ 根拠となるエビデンスを示す

　自分の意見の根拠となるエビデンスを示します。 **通常は信頼できるジャーナルに掲載された査読後論文を示します**[11]。国際機関である世界保健機関（World Health Organization：WHO），米国疾病予防管理センター（Centers for Disease Control and Prevention：CDC），米国内科学会（American College of Physicians：ACP）その他の医学会，わが国ならば厚生労働省，国立感染症研究所，各医学会，その他信頼できる研究機関の公表しているデータなども，レターの内容によっては使用できると思います。

❹ 結論を述べる

　投稿規定の文字数に応じて，上記を要約し結論を述べます。❸で採用すべきエビデンスが多い場合，あるいはそのエビデンスについて詳細に述べる必要がある場合はそちらを優先します。結論を述べる字数の余裕がない場合は，❷で書く内容が結論を兼ねます。**自分が主張したいことすべてを読者が理解できるよう留意して下さい。**

❺ 引用文献を示す

　引用文献を整理して羅列します。レターの場合，引用できる文献数は，通常5つ以内です。最大5つの文献を引用してもいいですし，対象とする論文1つだけということもありえます。**どのジャーナルのどの文献を引用するかは，レターの採否を決定する重要な要素の1つです。**自分の意見をエディターに納得させるよう，説得力のある論文を慎重に選んで下さい。

❻必要ならばカバーレターを作成する

　最後にカバーレターを作成します。これはジャーナルによっては不要です。たとえばNEJMのコモンレターでは175words以上は入力できない設計となっており，カバーレターは要求されません。一方，Lancetではカバーレターの投稿も可能です。カバーレターを送信する理由は，投稿者が単にエディターに連絡しているわけではなく，レターを投稿していることを示すということもありますが，それ以上に重要な役割があります。本来なら，レター原稿を一読しただけで，エディターに投稿者の意図が伝わるに越したことはありません。しかし，自分（たち）のレターが投稿先のジャーナルになぜ掲載されるべきなのかを改めて伝える手段として，カバーレターを活用しない手はありません。あなたが対象論文に対して何かをコメント・指摘できるだけの背景を有する属性であることを示す場合もありますし，エビデンスを補足する場合もあります。いずれにしても，字数制限のあるレター原稿に書ききれなかったことを，エディターにアクセプトを促す説得手段として，改めて書くチャンスが与えられたと考えて，有効に活用しましょう。なお，カバーレターで潜在的な利益相反についても明らかにしておきます。

コモンレターの英文展開パターン

　では具体的に見ていきましょう。

　最も基本的なレターの書き始めは次のようなものです。

Dear Editor,

❶ We read with (great) interest the original article entitled "論文のタイトル" by (著者名et al.) published in "ジャーナル名および掲載号" (ここに引用文献番号1を入れる).

❷ We want to congratulate the authors for this informative article.

❸ However (Nevertheless), we would like to point out ……

❹ First, Second, Third, …

❺ In conclusion, …

このような形です。

簡潔に説明すると，

❶で自分がレターを書いている対象論文を明らかにします。レターをこのように書き始める例は，今でもNEJM, Annals of Internal Medicine (Ann Intern Med) など多くの医学誌でみられます。しかし，British Medical Journal (BMJ) では「この表現をみると唸ってしまう」と，ありきたりなこの表現を避けるよう促しているので注意が必要です[9]。あまりにもありふれている表現なので，必ずしもこのように書き始める必要はありません。重要なのは，**対象論文および自分が指摘したいポイントを明らかにすること**です。❷で対象論文を書いた著者に敬意を表します。❸で自分たちが指摘したいポイントを書きます。❹で❸の根拠を順序立てて説明します。❺で結論づけるというパターンです。なお，文字数がリミットに収まらない場合，❷と❺は省略してもかまいません。

ちなみに，❷で著者に敬意を示すのは忖度ではありません。あくまでもプロフェッショナル同士の対話の一環です。実際，対象論文が本当に稀有で優れた研究であると思う場合は，❷で次のような表現を使い，高く評価している旨を示す場合もあります。

"We would like to appreciate (applaud) the authors' efforts to……."

このような表現が露骨と感じる場合は，研究の意義について触れること
もあります。

NEJMに掲載されたコレスポンデンスの例を見てみましょう[12]。
対象論文は，"Healthy Weight Loss Maintenance with Exercise, Li-
raglutide, or Both Combined" というランダム化比較試験です[13]。

Lundgren et al. (May 6 issue)[1] showed that a combination of high-
intensity exercise and treatment with liraglutide for 1 year had
clinically meaningful positive effects on several health outcomes,
particularly those related to metabolism, in middle-aged adults
with obesity.
[Lundgrenら（5月6日号）は，高強度運動と1年間のリラグルチドによる
治療を組み合わせると，中年肥満成人において特に代謝に関連するいくつ
かの健康転帰に臨床的に意味のあるプラスの効果があることを示した。]
These findings add major evidence for the treatment of obesity
and may have positive public health implications.
[これらの研究結果は，肥満の治療に関して主要なエビデンスを追加し，
公衆衛生にプラスの影響を与える可能性がある。] Nevertheless, can
these results be maintained in the long term? [しかしながら，これら
の結果は長期的に維持できるのだろうか？]

著者らの研究がもたらしうる公衆衛生上の意義に触れることで成果を称え
たあとにNeverthelessにつなぎ，嫌味なく中立的に疑問点を述べています。

とはいえ，レターで長々とした文章はご法度です。場合によっては❶のセンテンスに著者への敬意を表せるワードを挿入することもあります。

次の例を見てみましょう[14]。

The article by Khairy et al. contributes important data regarding the safety of cardiac implantable electronic devices with respect to infection rates and device-related deaths.
[Khairyらの論文は，感染率とデバイス関連死亡に関する埋め込み型心臓デバイス（本論文では再滅菌したペースメーカーと除細動器のこと）の安全性に関する重要なデータを提供している。]
However, we think that in order to further reassure physicians, patients, and the general public, all device malfunctions (not just those leading to death) must be reported.
[しかし，医師，患者，そして一般市民をさらに安心させるためには，デバイス誤作動はすべて（死亡につながるものだけでなく）報告する必要があると我々は考える。]

単にcontributes dataとせず，contributes important dataとimportantを入れることで対象論文を評価しています。

さらに，次のようなワードを使用している例もあります[15]。

Jackson et al. report the successful results of a trial of the mRNA-1273 vaccine, which induced an impressive IgG antibody response.
[Jacksonらは，印象的なIgG抗体応答を誘発したmRNA-1273ワクチン臨床試験の成功を報告している。]
However, Jackson and colleagues, as well as Heaton, in her editorial corresponding to the article, did not comment on IgA.
[しかし，Jacksonおよび共同研究者，そしてHeatonもこの論文に対する論説の中でIgAについてコメントしていない。]

これも report the results だけで問題ないのですが，あえて report the successful results と successful を入れて貴重な研究結果であることを示しています。

　もっとも，❷のように対象論文を評価するセンテンスは必ずしも必要ではありません。

　先ほど紹介した "Healthy Weight Loss Maintenance with Exercise, Liraglutide, or Both Combined" [13] に対する別のコレスポンデンスを見てみましょう[16]。

Lundgren et al. observed that combined therapy with exercise and liraglutide improved healthy weight loss maintenance among obese adults more than either treatment alone.
[Lundgren らは，肥満成人の健康的な減量維持に関して，運動とリラグルチドの併用療法が，いずれかの治療単独よりも改善することを観察した。]
However, I wonder why the investigators excluded persons with type 1 or type 2 diabetes from the trial.
[しかし，研究者らがなぜ1型または2型糖尿病患者を臨床試験から除外したのか疑問に思う。]

　対象論文を評価するような表現は一切使っていません。 このようにファーストセンテンスで対象論文を提示したあと，ストレートに意見を述べてもまったく問題ありません。最近はこのパターンのレターも数多くみられます。基本的には論文著者の研究が本当に優れていると感じていれば自分の気持ちを素直に "important"，"successful"，"meaningful" などのワードで表現すればよいと思います。

重要なのは対象論文を明らかにしたあと，適切な接続詞（butなど）や接続副詞（howeverなど）を使用して，自分が指摘したい本題を示すことです。

　なおこの際，ストレートにポイントを述べればよいのですが，論文著者の意見や考察に対して同意できない場合，多くの人は次のように書きます。
　We disagree that……

　これでまったく問題ないのですが，
　We respectfully disagree that……
とrespectfullyを入れることで，反論のトーンがより丁寧なものになります。
　たとえば，次のような使い方です[17]。

We respectfully disagree with the assertion by Brodie and Bacchetta that emphasis on disease management mandates that patients with ARDS be treated in the medical intensive care unit (ICU).
［疾患の管理を重視するとARDS患者は集中治療室で治療しなければいけないというBrodieとBacchettaの主張に我々は敬意を持って反論したい。］

　レターは医師同士，研究者同士の意見交換の場です。敬意を表すことのできる "respectfully" はコモンレター作成の際に便利な単語なので，覚えておいて損はないでしょう。

　さて，以上の例は対象論文に欠けていることを指摘したいパターンですが，何か臨床的に重要なことを追加したい場合は，次のようにシンプルに

115

書けば問題ありません。

これもNEJMに掲載されたコレスポンデンスの例を見てみましょう[18]。

The article by Lu et al. (Nov. 19 issue)[1] provides comprehensive insight into endometrial cancer.
[Luらの論文（11月19日号）は，子宮内膜癌に関して包括的洞察を提供している。]
We want to add two points.
[我々は2点追加したい。]
First, …… [第1に……]
Second, …… [第2に……]

レターを書き始める際のパターンをいくつか紹介しました。導入時の型が理解できれば，あとは簡単です。文献を適切に引用し，自分たちが指摘・主張していることの根拠を示す。そして，最後に結論を書いて締めくくるという流れです。大切なのは，自分（たち）の主張を裏づける適切な文献を厳選し，論理的にセンテンスを書き進めることです。コモンレター執筆に際して引用する文献（先行研究）は非常に重要なので慎重に選んで下さい。

あとの項で，Ann Intern Medに掲載されたコモンレターの典型例を示しますので，確認してみて下さい（☞**第3章4参照**）。

なお，症例報告などの診断に対して疑義を唱える場合は，根拠を示しつつ段階を踏んで示唆するのがプロフェッショナルとして丁寧だと思います。これもNEJMに掲載されたコレスポンデンスの例を見てみましょう[19]。対象論文は，Case Records of the Massachusetts General Hospitalというセクションに掲載された，"Case 26-2020: A 60-Year-Old Woman with Altered Mental Status and Weakness on the Left Side." です[20]。

In their Case Record report, Singhal et al. (Aug. 20 issue)[1] describe a patient with Covid-19 who presented with screaming, an inability to move, and a sudden fear of dying.

[Singhalらは，症例報告（8月20日号）にて，悲鳴を上げ，動けなくなり，死に対する突然の恐怖を訴えた新型コロナウイルス感染症（COVID-19）患者について述べている] … （中略） …

The patient received a diagnosis of brief psychosis due to SARS-CoV-2.

[患者はSARS-CoV-2による短期精神症の診断を受けた]

Although we agree that the patient's stroke was probably related to Covid-19, we would challenge the use of the phrase "brief psychosis" to describe the presentation without further clinical description.

[患者の脳卒中がおそらくCOVID-19に関連していたことについては同意するが，さらなる臨床的記述なしに同症状を「短期精神症」という言葉で表現することに異議を唱えたい。] … （中略） …

We suggest that the differential diagnoses for her behavior on presentation should include anxiety, panic attack, delirium, and catatonia.

[来院時の彼女の行動の鑑別診断には不安症，パニック発作，せん妄，および緊張病を含めるべきことを示唆したい。]

　このコレスポンデンスでは，対象論文内で使われている診断名"brief psychosis"に異議を唱えています。この際，we challenge ……とせず，we would challenge……のようにwouldを入れることで主張のトーンを和らげ，過剰な非難ではなく中立的に表現しています。さらに，we suggest that ……と結論づけることでエディターや論文著者らが受け入れやすい表現となっています。

117

コモンレターを作成したあと

❶しっかりリバイズしましょう。レターにかかわらず，論文を書いた際は見直しが重要です。念入りに見直して下さい。インスピレーションに従って一気にレターを書き上げた場合も，念入りに時間をかけて仕上げた場合も必ず見直します。文法ミスはないか，使用している単語のスペルはもちろん，一つ一つ使用している単語は適切か，よりクリアな表現はないかなど，細心の注意を払って下さい。

❷他人の目を通す。共著者，勤務先の同僚，さらに英文チェックのため，校正業者に依頼してもよいと思います。

コモンレターの選定過程について知っておくべきこと

レターをアクセプトに導くためには，投稿後の選定過程を知っておく必要があります。レターは外部査読には回らず，通常はエディターによるスクリーニングのみでアクセプト／リジェクトが決まります。例外としては，症例報告，薬の副作用，リサーチレターなどがあります[3]。これらの場合は原著論文同様，外部査読を経ることになります。一般的なレターには，"solicited"あるいは"unsolicited"(invitedあるいはuninvitedと表現することもあります)の2種類があります。solicited／invitedのようにジャーナル側から依頼されてレターを投稿する場合は，当たり前のことですが，よほど低レベルでない限りはアクセプトされます。とはいえ，ほとんどのレターはunsolicited／uninvitedです。アクセプトされるか否かの全権はエディターにあります。そこで，エディターは投稿されてきたレターの何を持ってアクセプト／リジェクトの判断をしているのか，一般的

なチェック事項を説明します。

まずは適時性です。コモンレターの場合はそもそも提出期限が決まっており，それに遅れた場合は審査すらされません。アンコモンレター(☞**第3章3参照**)の場合も同様に，時の社会情勢に即したタイムリーなものがアクセプトされやすくなります。次に，投稿規定に沿っているか，文法的に問題なく単語の選択も適切かといった，英文自体がチェックされます。そして内容です。簡潔かつ明確なメッセージを含み，そのジャーナルの目的にふさわしく，読者にとって有益と言える内容か否かがチェックされます。

アクセプト／リジェクトされるコモンレターとは?

シンガポールは，メディカルツーリズムのハブとして国際的に有名です。最新のテクノロジーを取り入れ，医療水準も非常に高いことが知られています。医療機関・医師数が限られている中，国際的な医学界で高いプレゼンスを保とうとする姿勢が随所に見られます。トップジャーナルへの投稿もその1つで，レター掲載も高く評価されています。効果的なレターの書き方については同国の医師の生涯教育 (Continuing Medical Education：CME) の一環としても扱われており，その中でレターがリジェクトされる理由，そしてアクセプトに必要な条件が紹介されています[21]。

リジェクトされるレターの特徴
- 対象論文に書かれていることを無意味に繰り返し述べている
- 対象論文との関連性が薄い
- 独自性のない一般的なコメント
- はっきりせず説得力のない指摘
- 説明が無駄に長い
- メッセージに新規性がない
- 文字数・図表数などの投稿規定が守られていない
- 引用文献の過多
- 著者に対する攻撃的な言葉
- 主張にバイアスがある
- 著者らの整合性，能力，誠実さに関するコメント

アクセプトされるレターの条件
- メッセージがはっきりしている
- ジャーナルの投稿規定に沿っている
- 掲載に値する重要かつ新しい情報である
- 客観的かつ建設的なコメントである
- 短く簡潔

　大切なのは，主観的なコメントは避けること，**対象論文の問題点や不足している情報を的確かつ客観的に指摘すること**，主張のエビデンスを示すために引用文献を適切に選択することです。

　優れたレターがアクセプトされると，論文著者からの返事がreply to the letterとして掲載されます。レターに対する返答が得られることで，対象論文の完成度が上がり，読者により良い情報が与えられることになります。このような好循環を生み出すものこそ，エディターが望むレターです。レター投稿の際は，自分（たち）が指摘する内容はエディターに歓迎されるものか否か，考えてみることも大切だと思います。

120

以上がコモンレターの書き方のコツです。レターに書く内容がジャーナルのレベルにふさわしいものであれば，このやり方で80〜90％以上の可能性で掲載されると思います。よかったら試してみて下さい。

とはいえ，これは通常の医学誌の話で，トップジャーナルの場合は事情が異なります。結論を言ってしまうと，**トップジャーナルのレターセクション掲載確率は良くて10％あるかないかといったところ**です。実は，各医学誌に投稿されるレターの数はまちまちです。循環器，消化器，神経といった内科領域や，肩，膝，脊髄といった整形外科領域の有名な専門誌にしても，レターの投稿数には大きな開きがあります。**一言で言うと，レターの投稿数は，インパクトファクター（Impact Factor：IF）が高く人気のある雑誌ほど多く，人気のない雑誌はきわめて少ない**ということです。NEJMやLancetなどは，ご存知のように非常に人気があります。投稿規定・雑誌の紹介でも書かれている通り，原稿採択率は年にもよりますが，せいぜい数％程度です。レターは原著論文などに比べて，採択率は高いと言われていますが，トップジャーナルは例外です。世界中の名だたる医師・研究者が鎬を削って投稿しています。しかし，競争率が高いということは，それだけ価値があるということです。皆さんの意見や指摘が斬新なものでエビデンスに基づいていれば，それに目をつけるエディターは必ずいます。「これはどうしても指摘したい」ということがあれば，まずはチャレンジしてみましょう。「ひょっとしてこれを出したらアクセプトされるかも」という程度での投稿はやめましょう。皆さんにとっても，エディターにとっても時間の無駄になってしまいますから……。誤解を恐れずに言えば，前述の通り，レターはエディターの独断と偏見で採択が決まります。先ほどレターのアクセプトには直感が大切と書きました。しかし，**トップジャーナル掲載を狙う場合は，ある意味において粘り強さも大切**です。

121

トップジャーナルの一角を担うBMJには次のようなコメントがあります。

"Don't give up if you don't succeed first time—put pen to paper and start again."
[初回でうまくいかなくても諦めてはいけない。ペンを紙に走らせ，もう一回始めよ。]

トップジャーナルにレター掲載を狙う場合は，一度や二度リジェクトされても諦めてはいけないということです。

文献

1) 岩田健太郎：誰でもできる研修医指導54. 2017/02/18.
   [https://georgebest1969.typepad.jp/blog/2017/02/誰でもできる研修医指導54.html]

2) Moon HJ, et al：Writing a letter to the editor. A guide to the scientific career: virtues, communication, research and academic writing. Shoja MM, et ed. Wiley-Blackwell, 2019.

3) Süer E, et al：How to write an editorial letter? Turk J Urol. 2013；39(Suppl 1)：41-3. PMID：26328135

4) Pandarathodiyil AK, et al：An article on "letter to the editor". J Oral Maxillofac Pathol. 2023；27(2)：254-6. PMID：37854909

5) Falavarjani KG, et al：Letter to Editor, a scientific forum for discussion. J Curr Ophthalmol. 2016；28(1)：1-2. PMID：27239593

6) ICMJE (International Committee of Medical Journal Editors)：Correspondence.
   [https://www.icmje.org/recommendations/browse/publishing-and-editorial-issues/correspondence.html]

7) American Medical Association：AMA Manual of Style- A Guide for Authors and Editors. 11th ed. OXFORD UNIVERSITY PRESS, 2020.

8) Robert B. Taylor：Medical Writing A Guide for Clinicians, Educators, and Researchers. 3rd ed. Springer, 2017.

9) Walsh K：Writing a letter to a medical journal. BMJ. 2005；331：s169

10) Dotson B: Writing a letter to the editor. Am J Health Syst Pharm. 2013; 70(2): 96-7. PMID: 23292262

11) Golub RM: Correspondence Course: Tips for Getting a Letter Published in JAMA. JAMA. 2008; 300(1): 98-9.

12) de Souto Barreto P, et al: Healthy Weight Loss Maintenance with Exercise, Liraglutide, or Both Combined. N Engl J Med. 2021; 385(6): 572. PMID: 34347962

13) Lundgren JR, et al: Healthy Weight Loss Maintenance with Exercise, Liraglutide, or Both Combined. N Engl J Med. 2021; 384(18): 1719-30. PMID: 33951361

14) Enache B, et al: Infections Associated with Resterilized Pacemakers and Defibrillators. N Engl J Med. 2020; 383(14): 1396-7. PMID: 32997926

15) Schaefer JR, et al: A SARS-CoV-2 mRNA Vaccine - Preliminary Report. N Engl J Med. 2020; 383(12): 1191. PMID: 32813941

16) Okechukwu CE: Healthy Weight Loss Maintenance with Exercise, Liraglutide, or Both Combined. N Engl J Med. 2021; 385(6): 572-3. PMID: 34347963

17) Hutchens M, et al: Extracorporeal membrane oxygenation for ARDS in adults. N Engl J Med. 2012; 366(6): 575; author reply 576. PMID: 22316466

18) Kim SI, et al: Endometrial Cancer. N Engl J Med. 2021; 384(6): 586. PMID: 33567203

19) Smith CM, et al: Case 26-2020: A Woman with Altered Mental Status and Left-Sided Weakness. N Engl J Med. 2021; 384(1): 92. PMID: 33406349

20) Singhal AB, et al: Case 26-2020: A 60-Year-Old Woman with Altered Mental Status and Weakness on the Left Side. N Engl J Med. 2020; 383(8): 764-73. PMID: 32813954

21) Peh WC, et al: Writing a letter to the Editor. Singapore Med J. 2010; 51(7): 532-5. PMID: 20730391

第3章　レターについて

③ アンコモンレターの書き方

ポイント

▶アクセプトされるアンコモンレターの型を理解する。

▶トップジャーナルへのアクセプトのカギは「Rad-See」である。

▶トップジャーナルの投稿規定を理解する。

アンコモンレターの型

　本項では，アンコモンレターの書き方について説明します。本書の最大の目的は，実はこのアンコモンレターの書き方をマスターし，皆さんの意見を世界の医学界に発信して頂くことにあります。英文ライティングはまったくの初心者という人にもわかりやすいように説明したいと思います。

　Robert B. Taylorによるレターの分類について，**第3章1**で紹介しましたが[1]，アンコモンレターは，このうちの "Something that must be shared（共有すべき何か）" に当たります。Taylorはこのタイプのレターを "This type of letter is really a short editorial." [このタイプのレターは，実際には短い論説だ] としています。アンコモンレターは，論説の一種ということです。論説というと少しハードルが高いように感じる人もいるかもしれませんが，大丈夫です。原著論文を書く際は，IMRaDという型があります。IはIntroduction，MはMaterials & Methods，RはResults，そしてDはDiscussionのことです。厳密に言うと，アクセプトされやすい論文の場合，I（Introduction），M（Materials & Methods），R（Results），

124

D（Discussion）それぞれの構成にも原則があります。**第3章2**で述べたコモンレターにも，書き始めから型がありました。アンコモンレターも同様です。**アクセプトされやすい型があります**。ただし，原著論文やコモンレターなどに比べると，より応用範囲の広い型です。ある原則を守っていれば，**書き始めからエンディングに至るまで，いろいろな工夫ができます**。ですから，ある意味，英文ライティングの中では最も面白い分野だと思います。

　トップジャーナルのうち，Lancetはアンコモンレターを受けつけています。字数制限は400wordsです。英語圏ではShort Essayと言われる文字数です。日本語で言えば，400字詰め原稿用紙で2～3枚といったところです。長いと感じますか，それとも短いと感じますか。英語圏の医師，研究者，教員の人に言わせると，この長さは自分の意見を主張し，根拠を述べて結論づける際，ちょうどよい長さだということです。そもそも，1つの論文で主張したい論点は1つのはずです。これは原著論文ですら例外ではありません。著者の主張したいことはワンセンテンスにまとめられるはずです。ですから皆さんがアンコモンレターを書く場合は，論点，根拠，そして結論すべてを含めて400words以下で仕上げることになります。

説得すべきはエディターであることを強く意識する

　Lancetにしろ，その他のジャーナルにしろ，皆さんが書いた原稿を読むのは，エディターです。世界中から投稿されてきた論文の採否を決定する権限を持つ権威者です。彼らは一般的に高度な医学知識を持ち，時代のトレンドも知り尽くしている医学の専門家です。人気のあるジャーナルであればあるほど，短期間に多くの論文を読まなければなりません。常に多忙です。このような権威者に，皆さんの論文は**「掲載に値するものである」** **ということを説得しなければならない**わけです。「内容が良い」というのは

必要条件です。しかし，内容が良くても，それを理解してもらえないとアクセプトされません。そこで重要なのは，**一読して理解できる英文（いわゆるFoolproof English）**であることです。読み直さなければ伝わらないような英文ではいけません。

読み手に理解させるのは書き手の責任

わが国の国語教育の中では，作品の鑑賞という点に重きが置かれます。どう表現するかではなく，どう読み取るかに重点が置かれます。「読解力が高い・低い」という言葉に示されるように，理解できるかどうかは読み手のほうに責任があります。

一方，英語圏では，書いてある内容が伝わるかどうかが重視されます。「ライティングの目的は著者の意見を伝えることにある」という考えです。いくら内容が立派であっても，それが読み手に伝わらなければ無意味なわけです。当然「どのように書くか」が重要であり，**伝わるかどうかの責任は読み手よりも書き手にある**ことになります。したがって，自分の英文が相手に正確に伝わるか否かを常に考えながら書くことが大切です。メディカルライターの中には「英語ができなくても良いレターは書けるし，逆に完璧な英語でひどいレターを書くこともできる」と言う人がいます。この言葉，まさに真理をついています。文法的に間違いがなくても全体の構成が悪ければ，読み手に意味は伝わりません。論理構成に問題があると，良い英文とは言えないのです。そう，**読み手（エディター）にとってわかりやすく書く重要なポイントは，文章の構成にあります**。

それでは，400wordsの英文をどのように構成すればよいのでしょうか。

アカデミックライティングの活用法

　英文を書く際にはいろいろなスタイルがありますが，レターを含め，学術論文を書く場合はアカデミックライティングの構成に従います。ちなみに，TOEFL®やInternational English Language Testing System (IELTS™) などのライティングセクションで必要とされるエッセイもこのスタイルで書きます。受験を考えている人は覚えておいて下さい。

　アカデミックライティングに沿ったレターは，次のような構成で書きます。

> Introduction（イントロダクション：導入部）
> ↓
> Body（ボディー：本体）
> ↓
> Conclusion（コンクルージョン：結論）

簡単ですよね。

　それぞれのパーツには，それぞれの役割があります。
- **イントロダクション**：これから自分が主張しようとしている内容を示し，エディターを話に引き込む働きがあります。400wordsのレターの場合，1パラグラフで済ませます。
- **ボディー**：自分の主張を詳しく説明し，根拠を示します。通常は2〜3パラグラフで構成します。
- **コンクルージョン**：結論です。自分の主張，レターの内容を1パラグラフでまとめます。エディターに対するテイクホームメッセージのつもりで書きます。

では，それぞれのパーツを詳しくみていきましょう。

アンコモンレターのイントロダクション構成法

　原著論文の場合，イントロダクションには先行研究を引用し，これまでの研究ニッチ（隙間）を示し，自分たちの研究がそのニッチを埋める上でいかに貢献しているかを示すという働きがあります。自分たちの研究がいかにその分野・領域に貢献しているかを効果的に示すほど，アクセプトの確率は上がります。医学論文を書き慣れている人はもちろん，読み慣れている人には常識ですね。同様に，レターのイントロダクションにも効果的な書き方があります。

　レターのイントロダクションは，主に次の2つで構成されます。

- General Statements（一般叙述部）
- Thesis Statements（論題叙述部）

　イントロダクションの前半に書くのが一般叙述部，後半に書くのが論題叙述部です。**一般叙述部の役割はレターを読む人（エディター）の関心を引き出すこと，論題叙述部の役割はレターの主題，構成に言及し，自分の意見を主張することにあります。**

　それぞれどのようなことを書けばよいでしょう。

　アカデミックライティングの指導で有名なStephen Baileyは，著書『Academic Writing』の中で，イントロダクション構成に含める一般的な内容として次の7項目を挙げています[2]。

イントロダクションの内容

❶ Definition of key terms, if needed（必要であれば言葉の定義）

❷ Relevant background information（関連ある背景・情報）

❸ Review of work by other writers on the topic（関連分野のレビュー）

❹ Purpose or aim of the paper（目的）

❺ Your research methods（方法）

❻ Any limitations you imposed（限界）

❼ An outline of your paper（アウトライン）

　Baileyは，自分が書こうとしているエッセイや論文の内容によって❶〜❼のうち適宜必要なものを選択することをアドバイスしています。医学論文のレターを書く場合は，❷背景，❹目的をイントロダクションの前半である一般叙述部に，❼アウトラインを後半の論題叙述部に含めるのが効果的です。❷背景には「なぜこのレターを書いているのか，医学・医療に関する現在の情勢や問題点など」，❹目的には「どのような事象についてこのレターで議論するのか」，そして❼アウトラインには「レターの構成」を主に示します。

　具体的には，イントロダクションの前半（一般叙述部）は，次のようなトピックに触れると効果的です。

129

イントロダクションの前半（一般叙述部）
- レターの主題をさりげなく引き出す
- レターの主題と関連した歴史的な背景
- レターの主題と関連した興味深い逸話
- レターで触れる課題の普遍性・重要性
- 興味深い情報・統計など
- レターに関連したエピソード・経験
- 主題に関連ある権威者や専門家の発言・言論記事

イントロダクション後半の論題叙述部で重要なのは，レターで議論する内容・指針について大まかな情報を与えることです。次のような書き方が効果的です。

イントロダクションの後半（論題叙述部）
- レターの主題・要点を簡略に整理する
- レターの全体的な構成に対して言及する
- 主題に関連する質問（疑問形で）をし，この点に関して本論で答えを論述する

なお，制限字数に応じて，前半の一般叙述部を省略することはできますが，論題叙述部は省略できません。論題叙述部は，レターの構成・論理の展開を示唆する重要な機能を持つためです。レターを書く際に大切なのは，エディター（アクセプトされた場合には世界中の読者）の興味を引きつける文章の糸口を見つけることです。基本的にイントロダクションはレターの出来を左右する重要な部分です。工夫する楽しみがある一方，かなり気を遣うパートでもあります。

アンコモンレターのボディー構成法

　ボディーはレターの中核です。通常，レターを構成する3つの要素の中で1番多くのスペースを占めます。具体的にどの程度の文字数を使用するかについては，イントロダクションに提示した主題の根拠を説明するのに必要な内容によって決まります。たとえば，主題を論述するにあたり，多くの内容が必要でなければ，ボディーは1つのパラグラフで終わる可能性もあります。しかし，主題の説明に多くの根拠が必要であれば3つ，あるいはそれ以上のパラグラフを要することもあります。なお，レターの採否に関して言えば，むやみにボディーの文字数を膨らませるのは逆効果です。**主題の根拠を示す際は，より少ない字数でより説得力のある書き方に焦点を絞る**ことが大切です[3]。

> **ボディー作成のポイント**
> ❶ イントロダクションで提示した主題に対する2〜3つ程度の根拠を示す
> ❷ それぞれの根拠ごとにパラグラフをつくる
> ❸ 各パラグラフ内には必要なデータや具体例を示す

　そしてボディーを構成する際は次のいずれかのパターンで展開します[2]。

> **ボディーの展開法**
> ❶ Chronological Order：一つ一つの根拠を時系列に羅列する
> ❷ Cause & Effect：原因と結果，理由と効果を例示する
> ❸ Comparison：比較・対象を示して説明する
> ❹ Argument & Discussion：小項目にわけて説明する
> ❺ Examples：一つ一つ例を示す
> ❻ Problems & Solutions：問題点および解決法を提示する

なお，実際にボディーを作成する際は，**ディスコースマーカー（連結語）**をうまく使うと効果的です。連結語はボディーを構成するパラグラフの初めに使用することで，直前のパラグラフとの論理関係を示唆します。たとえば，パラグラフの最初に"Moreover"のような連結語があれば，追加的な内容が書かれていることを示唆し，"However"があれば逆説を示します。本文を細かく読まなくても，**パラグラフの初めに書かれた連結語を見るだけでボディーの論理的な役割がわかる**というわけです。ですからボディーを作成するときは，どのような連結語を使うべきか，あるいは使わないほうがよいのかを考えながら作成しましょう。

パラグラフの効果的な展開法

自分の意見を羅列する場合は，次のような構成になります。

Introduction
First, 第1パラグラフ……
Second, 第2パラグラフ……
Finally (Lastly), 第3パラグラフ……
Conclusion

比較対照する場合は，IntroductionとConclusionの間は次のような構成になります。

Introduction
第1パラグラフ……
On the other hand (In contrast), 第2パラグラフ……
さらに第3パラグラフが第2パラグラフを補足する場合は，
Moreover, 第3パラグラフ……となります。

一方，第3パラグラフにより第2パラグラフに条件をつけて限定する場合は，"Nevertheless, 第3パラグラフ……"と続けます。

　なお，英文を書くことに慣れてくると，連結語を使用せずとも，論理的に内容をつないでいくことができるようになります。トップジャーナルの洗練された英文を読んでいくと，自然に身についていくと思います。

　ここまで，ボディーは複数のパラグラフによって構成されることを説明しました。
　次は，一つ一つのパラグラフはどのように作成していくのかみてみましょう。

パラグラフの効果的な構成法

　1つのパラグラフは，基本的に次のような構成で書きます。

Topic Sentence (トピックセンテンス)

Supporting Sentences (サポートセンテンス。サポーティングセンテンスとも言います)

Concluding Sentence (コンクルーディングセンテンス)

さらに細かく言うと次のような構造になります。

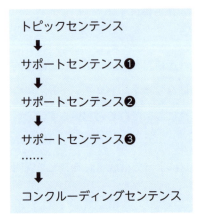

このように1つのトピックセンテンスをいくつかのサポートセンテンスで補強します。

では，それぞれのセンテンスの役割について説明します。

トピックセンテンス

そのパラグラフで提示する主張，要点を示すセンテンスです。パラグラフをすべて読まなくても，このトピックセンテンスだけで，パラグラフ全体の要旨が伝わるようにします。トピックセンテンスの中では主張や意見を詳しく説明する必要はなく，簡潔に，歯切れよく示します。トピックセンテンスは，パラグラフの最初に提示するのが一般的ですが，必ずしも1文目にしなければならないわけではありません。特に2つ目以降のパラグラフでは，前のパラグラフから話を引き継ぐためのセンテンスが第1文目となり，第2文目以降にトピックセンテンスが配置されることがあります。

なお，直前のパラグラフとの論理的なつながりがはっきりしていれば，トピックセンテンスは必ずしも必要ありません。

サポートセンテンス

　サポートセンテンスは，トピックセンテンスのあとに続けて書くセンテンスのことです。理由，事例，統計などを提示・引用することで，トピックセンテンスに示した主張を説明・補足する役割があります。トピックセンテンスには，著者の主張は提示されるものの，その根拠には触れられていません。そこでサポートセンテンスを加えることで，エディターや読者に対して，主張の正当性を理解させることができるわけです。読み進める上でエディターが抱く可能性のある疑問に対し，先回りして答えるように書くのがコツです。サポートセンテンスの数は通常2～3つ程度ですが，数多く羅列すればいいわけではありません。説得力を強めるためには，サポートセンテンスに含める情報を慎重に選び，論理的に展開する必要があります。また，議論に必要のない要素に触れてはいけません。論理の展開が曖昧になるからです。効果的なサポートセンテンス作成に必須なのが，後述する「Rad-See」です。

コンクルーディングセンテンス

　コンクルーディングセンテンスは，パラグラフの最後に配置する要点を示す一文のことです。医学論文のうち，やや長文のエッセイにみられます。400words以下のレターの場合，字数制限を考えて省略することもあります。

　最後にボディーを通して読み，表現の重複や論理的なつながりの弱い部分がないかなどを確認します。

トップジャーナル掲載への成否をわけるテクニック「Rad-See」

コモンレターを書く際，著者らの主張を裏づける根拠として重要なのは引用文献（先行研究）である旨を説明しました。同様に，**アンコモンレターを書く際も，引用文献は非常に大切です。**

一般的に，ボディーのサポートセンテンスを構成する情報で重要なのは，1に文献，2に文献，3，4がなくて5に文献です。
信頼できる医学誌の査読後論文のうち，トピックセンテンスで示した自分の主張の根拠とするのに最もふさわしい文献を引用します[3)]。

とはいえアンコモンレターのサポートセンテンスの場合，文献のほかにもより多くの情報を活用することができます。日頃研究に携わっていない医師や医学生が自分の主張を裏づけるために使用できる，いわば強力な武器です。それが以下の6つです。

> **サポートセンテンスに使用できる要素**
> ・**R**eference（文献）
> ・**A**uthority（権威者）
> ・**D**ata（データ）
> ・**S**tatistics（統計値）
> ・**E**xample（具体例）
> ・**E**xperience（経験）

それぞれの頭文字をとって「Rad-See」と呼び，Radは，"radical"を由来とする「最高・かっこいい・過激な」という意味の俗語で，「最高のもの（トップジャーナルに掲載された皆さんのレター）が見えている」という気持ちを込めてつくった私の造語です。

もちろん，根拠なく無理矢理つくったわけではありません。アンコモンレターのみならず，英字新聞その他のエッセイライティングのサポートにも使えます。これまでに私が投稿して掲載された医学誌のレターや英字新聞のオピニオンすべてに「Rad-See」が活用されています。

　それぞれのポイントは次のようになります。

Reference（文献）

　サポートセンテンスに使える最も基本的かつ重要な要素です。原著論文やコモンレターを書く際同様，自分（たち）の主張を裏づけるために最適な文献（先行研究）を引用して下さい。

Authority（権威者）

　Authorityというのは，医学的に信頼できるデータを提供している機関（医療機関，公的研究機関など）・人物のことです。政府筋，公的機関，各医学会を含めた学術団体，あるいは各国の医療政策担当者や各専門分野の代表者などの声明，公式の発表を指します。

Data（データ）

　医学的に信頼できるデータを提供している機関が公表している，種々のデータを指します。

Statistics（統計値）

　医学的に信頼できるデータを提供している機関が公表している数値や統計値を指します。

Example（具体例）

　エディターや読者が，サポートセンテンスで示す根拠をより理解しやすくするための，具体的な事例やエピソードを指します。

Experience（経験）

　Experienceは，適切なものを提示できればエディターや読者に，より

鮮明なイメージを与えることができるため有効です。「具体的にどのような経験に基づいてトピックセンテンスの内容を主張しているのか」を書くことで論文内容に説得力を持たせることができます。たとえば，皆さんが診療した症例などがケースレポートとして論文化されているのであれば，具体的な経験として説得力のある根拠となります。しかし，論文化されていない症例や単なる個人的な経験談は客観性に乏しく，サポートセンテンスに含める根拠としては弱いので注意が必要です[4]。

　Authority, Data, Statistics を使う際は，情報の出所を明らかにするため，たとえば次のように書きます。
　日本の厚生労働省のデータを使う場合，
　According to the Ministry of Health, Labor, and Welfare, ……
文字数を節約したい場合は，
　Japan's health ministry says (reports), ……
とすることも可能です。

　著者らの主張を裏づけるために，どのようなサポートセンテンスを構築するかがアンコモンレターの採否を決定づける最重要事項です。「Rad-See」を上手に組み合わせて説得力のあるレターを書いて下さい。

パラグラフ作成時の原則

　また，ボディーでパラグラフを作成する際には，次の3つの原則を意識して下さい。

- Unity（統一性）
- Coherence（一貫性）
- Cohesion（結束性）

Unityとは，1つのパラグラフでは1つのトピックだけを論じることです。たとえば，トピックセンテンスで薬剤Aの利点を主張した場合，同一パラグラフ内ではその利点についてのみ述べるようにします。1つ目のサポートセンテンスには α という利点，2つ目のサポートセンテンスには β という利点，3つ目には γ という利点……，といった具合です。同一パラグラフに薬剤Aの欠点について述べてはいけません。

Coherenceとは，パラグラフを構成する各センテンスは論理的なつながりが強くなければならないということです。トピックセンテンスから，サポートセンテンス，コンクルーディングセンテンスに至るまで，一つ一つのセンテンスに関連性があり，スムーズに読み進められるようにするということです。

Cohesion（結束性）とは，パラグラフの内容を文法的に関連づけることです。BaileyはCohesionについて，具体的に次のように述べています[2]。

Cohesion means joining a text together with reference words (he, she, theirs, the former) and conjunctions (but, then) so that the whole text is clear and readable.
［結束性とは，テキスト全体が明確で読みやすいように，参照語（彼，彼女，彼らの，前者）と接続詞（しかし，その後）を使用してテキストを結合することを意味する。］

Coherenceのある文章を書く上で大切なことは，主に2つです。1つはトピックセンテンスで提示したキーワードを効果的に繰り返すか適宜代名詞を使って表現すること，もう1つは，各センテンスを論理的に結びつけるような接続語を使うことです。日本語の「さらに」「しかし」「たとえば」「なぜなら」「ゆえに」に相当するワードを使うことで，読者は次のセンテンスの役割を予想することができ，結果としてスムーズに読み進めることができるようになります。

　要するに，パラグラフは文章が読みやすいように作成するのが原則です。

アンコモンレターのコンクルージョン構成法

　結論は主に次の2つで構成されます。

- ・Restatement（再言及）
- ・Final Comment（最終論評）

　再言及というのは，イントロダクションおよびボディーに述べた内容にもう一度言及することです。**最終論評は，レターの主題に対する自分の意見・結論を提示すること**です。スペースが許せば再言及，最終論評を含めた結論を作成します。全体の字数制限に引っかかる場合は，最終論評のみ書きます。

効果的な再言及の書き方
- ・イントロダクションの主題について単語を変えて再度述べる
- ・ボディーの核心部分をもう一度要約して言及する

効果的な最終論評の書き方
- ・提示した問題に対する自分なりの解決策を提示する
- ・課題を解決するために役立つ勧告や予測をする
- ・エディターや読者に対して考えを促す質問を投げかける

先に紹介したBaileyは，一般的には次の内容で構成するとしています[2]。

> **コンクルージョンの5つの構成要素**
> ❶ Summary of main findings or results（主な結果のサマリー）
> ❷ Link back to the original question to show it has been answered（当初の疑問と解決策）
> ❸ Reference of the limitations of your work（研究の限界）
> ❹ Suggestions for future possible related research（今後の研究に対する示唆）
> ❺ Comments on the implications of your research（研究の意義に対するコメント）

医学誌に投稿するリサーチレターの場合は❸❹❺が使用されますが，アンコモンレターの場合は❶と❷で締めくくります。すなわち，**イントロダクション・ボディーの要約，自ら提示した問題点に対する解決策，今後の課題などで結論づけます。**

なお，結論に入る際は，ポジティブな印象を与えるために"In conclusion"や"To some up"などの連結語句を用いてパラグラフを始め，読み手に対して文章構成の良さを示そうとすることがよくあります。もちろん，記載する内容から明確な結語とわかる場合，連結語句は省いてかまいません。

> **結論導入の際，よく使われる連結語句**
> In conclusion（結論は）
> To sum up（要約すると）
> Ultimately（最終的に）
> In brief（short）（要約すると）
> In a word（一言で言うと）
> In the end（結局）
> Last but not least（最後に重要なことは）

アンコモンレターを書く際のポイント

アンコモンレターを書く際に重要なことは下記の通りです。

・タイトルは簡潔で内容を反映するものを
・タイトルは的確につける
・タイトルは疑問形や感嘆形も有効
・読者にとってもその話題はおなじみと考えてはならない
　（イントロダクションや背景の説明も大事）
・自分の意見をはっきり書くことを恐れてはならない
・最初のパラグラフで内容がわかるようにする
・最初のパラグラフでエディターや読者の注目を集める
・パラグラフは短めに
・パラグラフには1つの論点
・長いセンテンスは避ける
・読者が読み飽きないようにアクティブかつ説得力ある文章を

重要なのは，タイトルでエディターの興味を引きつけ，一読で理解してもらえるよう，簡潔かつ論旨明快に書き進めることです。

アンコモンレターの場合も投稿規定は厳守する

原著論文同様，レター投稿に関しても投稿規定は各医学誌で厳密に定められています（表1）。医学誌に掲載された原著論文や総説に対するコモンレターを投稿する際は，The New England Journal of Medicine（NEJM）は3週間以内，The Lancetは2週間以内，The Journal of the American Medical Association（JAMA）は4週間以内というように締め切りが設けられています。どんなに優れた内容のレターでも，期限内に投稿されていなければアクセプトされることはないので注意が必要です。ま

142

表1　主なトップジャーナルの投稿規定

医学誌	制限字数	最大文献数	最大著者数	提出期限	図表数
NEJM					
Related to Journal article	175 words	5つ	3人	3週間以内	図または表が1つ
Not related to journal article	400 words	5つ	3人	—	図または表が1つ
Lancet					
Letters for publication in the print journal	250 words	5つ	5人	2週間以内	図または表が1つ
Letters of general interest, unlinked to items published in the journal	400 words	5つ	5人	—	図または表が1つ
JAMA					
Letters discussing a recent article in this journal	400 words	5つ (そのうち1つは最近の記事)	3人	4週間以内	—
Ann Intern Med	400 words	5つ	5人	8週間以内	なし

た，著者数やワード数，図表の数や引用文献数などについても厳密な制限があります。著者数はNEJMとJAMAは3人まで，LancetとAnnals of Internal Medicine (Ann Intern Med) は5人までです。また，医学誌に掲載された原著論文や総説に対するコモンレターの場合，NEJMは175words以内，Lancetは250words以内，JAMAとAnn Intern Medは400words以内です。

　Lancetには「Letters of general interest, unlinked to items published in the journal (ジャーナルに掲載された論文とは関係ない，一般的な関心事についてのレター)」という項目があります。世界中の医

師・医療関係者からの意見や提言（オピニオン）を受けつけているということで，本項で説明したアンコモンレターの最適な投稿先です。欧米の著名な英字新聞（いわゆるクオリティーペーパー）には“Opinion & Editorial”というセクションが設けられています。こういったセクション同様，国際的に共有すべき医学情勢や，世界中の医学界で議論すべき医療事情などをLancetは積極的に取り上げる方針をとっています。NEJMにも「Not related to journal articles」という項目がありますが，ここに掲載されるのは主にリサーチレターの類いが多く，Lancetのようにオピニオンが取り上げられることはほとんどありません。したがって，トップジャーナルのうち，自分の意見や提言をアンコモンレターとして投稿できるのはLancet一択ということになります。しかし，日頃から自分が発信したいと考えている医療事情に関する論文がLancet以外のトップジャーナルでも頻繁に掲載されている場合もあるでしょう。したがって，自分の意見や提言に関連する論文が掲載されたタイミングを狙ってコモンレターとして投稿してもよいと思います。次項で取り上げるAnn Intern Medのレターはその例です。コモンレター，アンコモンレター，いずれの手段で投稿するにせよ，自分の意見や提言を論理的に考え，英文で伝える能力が試されるまたとない機会であり，アクセプトされた場合の医学界に対する貢献は疑う余地がありません。ぜひチャレンジしてみて下さい。

　本項ではアカデミックライティングを意識したレターの書き方について説明しました。ここに述べた一般論を理解した上で具体例を読むと，より理解が深まると思います。それでは，次項でコモンレター（Ann Intern Med）とアンコモンレター（Lancet）の具体例を見てみましょう。

144

文献

1) Taylor RB：Medical Writing A Guide for Clinicians, Educators, and Researchers. 3rd ed. Springer, 2017.

2) Bailey S：Academic Writing A Handbook for International Students. 5th ed. Routledge, 2017.

3) Peh WC, et al：Writing a letter to the Editor. Singapore Med J. 2010；51(7)：532-5. PMID: 20730391

4) Golub RM：Correspondence Course: Tips for Getting a Letter Published in JAMA. JAMA. 2008；300(1)：98-9.

第3章　レターについて

④ 具体的なレター

ポイント

▶ イントロダクション，ボディー，コンクルージョンの構成を綿密に練る。

▶ パラグラフを効果的に構成する。

▶ 大切なのはトピックとアウトライン。

レターの鮮明なイメージを持って頂くために

　前項でアカデミックライティングの構成について説明しましたが，一般論だとどうしても抽象的になってしまいます。そこで本項では，より鮮明なイメージを持って頂くために，具体例として私自身が書いたレターで説明したいと思います。

　なお，本項では一つ一つのパラグラフを提示し，そのパラグラフ内にある一つ一つのセンテンス❶❷❸……をそれぞれ説明する形をとりますので，皆さんがコモンレターを作成する際のイメージをつかんで頂けたらと思います。

コモンレター（Annals of Internal Medicine）の一例

　1つ目はAnnals of Internal Medicine（Ann Intern Med）に掲載された "Dialogue on Geriatrics: How should we fix the problem?" というタイトルのレターです[1]。このレターは，同誌に掲載された次の2つの論文で提示された問題に対し，一臨床医として私が感じた思いを率直に書い

て投稿したものです。

❶ Golden AG, et al:Is geriatric medicine terminally ill? Ann Intern Med. 2012;156(9):654-6. PMID: 22547474

❷ Leipzig RM, et al:Treating our societal scotoma: the case for investing in geriatrics, our nation's future, and our patients. Ann Intern Med. 2012; 156(9):657-9. PMID: 22547475

Goldenら，Leipzigらは，それぞれの論文で現在の老年医学が直面している様々な問題について指摘しています。そして老年科専門医を志す若い医師の減少，老年医学という分野の意義・存続性などについての懸念を表明しています。これら2つの論文を読んだ際，率直に感じたのは「何か物足りないな」ということでした（第3章2でご説明した「直感」の例です）。現状の問題点ばかりが強調されており，解決策もなければ，ユニークな提案も示されていなかったからです。

そのとき，元米国内科学会（American College of Physicians：ACP）会長のDavid C. Dale教授の言葉を思い出しました。2008年ワシントンで開催されたACP総会において上級会員昇格を祝うConvocation Ceremonyに招待された際，Dale教授と個人的にお話しさせて頂く貴重な機会に恵まれ，けっこうな時間を割いて意見交換させて頂きました。その際，「自分の意見をより多くの医師に知ってもらうためにはトップジャーナルに投稿しなさい。アクセプトされるのは簡単ではないが，君はACP上級会員（Fellow of ACP：FACP）なのだから，Ann Intern Medも視野に入れなさい」とおっしゃいました。とはいえ，特別な研究に携わる予定もなく，臨床医として日々過ごす中，正直なところ「投稿する機会はないだろうな」と感じていました。しかし，当時の私はACP Japan

ChapterでPublication Committeeの委員をしており，定期的にチームを組んでAnn Intern Medから抜粋した論文の翻訳をしていました。日本内科学会雑誌に掲載されていたこともあり，Ann Intern Medは私にとって思い入れのある医学誌でした。そこで「レターでも書いてみようかな」という感じで投稿したのが，以下の内容です。

　このレターは，既にAnn Intern Medに掲載された上記2つの論文に対して投稿しており，タイプとしてはコモンレターになります。また，問題点の指摘や反論が目的ではなく，Taylorの分類で言うと，"something to add"（何らかの補足）に当たります。

　Ann Intern Medにレターを投稿する際の制限字数は400wordsです。今回取り上げたレターは，全体を4つのパラグラフで構成しています。各パラグラフの役割は次のように，第1パラグラフはイントロダクション，第2・3パラグラフはボディー，そして第4パラグラフがコンクルージョンです。

第1パラグラフ：イントロダクション

⬇

第2パラグラフ：ボディー1

⬇

第3パラグラフ：ボディー2

⬇

第4パラグラフ：コンクルージョン

なお，本レターのサポートセンテンスでは「Rad-See」のうち**R (Reference)**
と**E (Example)**を使っています。先行研究を根拠とする**R (Reference)**には，
文献の引用番号である(3)(4)を太字で付番してあります[(1)(2)は本レ
ターの対象論文を指しています]。また，E (Example)はイタリック体で
表示しました。

では，順にみてみましょう。

第1パラグラフ：イントロダクション

TO THE EDITOR: ❶The In the Balance articles by Golden and
colleagues (1) and Leipzig and colleagues (2) clarified many
serious issues related to geriatrics. ❷Nobody knows what lies
ahead, but there is one thing that people can accurately forecast
in the next few decades: population structure. ❸The declining
birth rate and increasing life expectancy push the world,
industrialized countries in particular, toward a super-graying
society. ❹It is essential in this situation to create a sustainable
system that provides better care with lower costs for the elderly.
❺Along with improving reimbursement for geriatricians,
increasing the geriatric workforce, and other geriatrics-related
issues, attention should be paid to maximizing use of geriatrics
specialists.

　第1パラグラフの❶では，このレターの対象論文となる2つの論文を
明示しました。The In the Balance articlesというのは，この2つの論
文が，"In the Balance"というセクションに掲載されていたので，そ
れを明示しました。老年医学が抱える課題・問題点についてGoldenらと

Leipzigらが，それぞれ異なる立場から論じるというセクションでした。"post-publication peer review"として論文の問題点の指摘や反論をする場合，❶のあとは "However, ……"と続けるのでしたよね。しかし，このレターの場合は対象論文の内容に反論したいわけではありません。Taylor分類でいう "something to add"（何らかの補足）として，私の考えを述べることが目的です。そこで，❶のセンテンス以降は前項で説明したアカデミックライティングに従ったエッセイ形式で書いています（☞**第3章3参照**）。

　さて，この形式で書く場合，❷のセンテンスは非常に大切な役割を持ちます。エディターや読者がこのレターに興味を持ってくれるか否か，さらに読み進めてくれるか否かは❷にかかっているからです。❷はイントロダクションでも重要な書き始めとなるオープニングセンテンスになるわけです。ここでは "It is difficult to predict the future."のように書いてもよいのですが，「一寸でも先のことは誰にもわからない」というニュアンスを強く出すために，"Nobody knows……"としました。それにもかかわらず正確に予測できることがたった1つあり，それが人口構成だということを強調するためにpunctuationに「：」（コロン）を使い，センテンスを区切っています。**読み手の興味を引くためのオープニングセンテンスは，プロのライターからはフックセンテンスと呼ばれ，非常に重視されています**。書き方にはいろいろな手法がありますが，❷のような手法もあるので覚えておいて下さい。

　❸で注意してほしいのがparticularの使い方です。医学翻訳の仕事をしていると，投稿前論文のチェックをよく依頼されますが，その際，非常に多くみられるのが，"Particularly, ……"や "Especially, ……"といったセンテンスです。日本語でいうところの「特に」「ことに」「とりわけ」という意味で使う先生も多いと思います。しかし，ネイティブの専門家に

は，この使い方は厳密にいうとグレーゾーンであり，避けるほうがよいという意見もあります。たとえば❸の場合，"Particularly, industrialized countries are pushed toward……"といったセンテンスを見ると，しかめっ面になるエディターもいるということです。「特に」「とりわけ」の意味を表現する場合は，"Particularly,……"のように文頭に置いてカンマで区切るのではなく，センテンス内に"in particular"という形で挿入するほうが英文としてより自然だと言うネイティブライターは多いので参考にして下さい。

　高齢化社会は英語で"graying society"や"aging society"と言います。❸ではさらに強調して超高齢化社会の意を出すために"super-graying society"としました。このように，**間にハイフンをつけることで，ワード数を増やすことなく形容詞や形容詞句を創作できる場合がある**ので覚えておくとよいと思います。

　❺はこのレターで提示したいThesis Statements（論題叙述部）になります。このレターで主張したいことは，2つの対象論文で挙げられた課題だけではなく，その解決策の一助となる「老年医学の専門医をいかに社会で役立てるかに注目すべきだ」ということを提示しています。

　イントロダクションとなる第1パラグラフでは，最初にeye-catchingなオープニングセンテンスを置いて，最終センテンスに論題叙述部を配置する典型的なイントロダクションの形にしています。

第2パラグラフ：ボディー1

❶Identifying clinical niches in which only geriatricians could fill completely is essential. ❷When an earthquake with a magnitude of 9.0 and the subsequent tsunami struck northeast Japan on 11 March 2011, local hospital infrastructure was devastated and countless health records were washed away. ❸Health conditions of many victims, elderly people in particular, seriously worsened because of the deterioration of existing chronic conditions, such as heart disease. ❹In this situation, *the Japan Geriatrics Society showed a strong presence by distributing about 20,000 technical manuals on how to treat elderly patients in the event of a disaster.* ❺*Moreover, it published handy-to-carry and chart-like notebooks for the elderly so that health care providers clearly understood their chronic conditions and medications.* ❻It is worth noting that these notebooks are designed to effectively convey clinical information about age-related risks, such as incontinence, falling, muscle weakness, and difficulty in swallowing. ❼Making up for the declining health literacy of the elderly is undoubtedly one of the crucial roles of geriatricians.

　第2パラグラフはボディーの1つ目です。論題叙述部の根拠を示さなければいけませんよね。❶がトピックセンテンス，❷〜❻がサポートセンテンス，そして❼がコンクルーディングセンテンスと，教科書的な構成にしています。❶のトピックセンテンスでは，医師の仕事の中でも老年医学の専門医が率先して果たすべき役割があるということを提示しました。ビジネスの世界ではよく「ニッチ」という言葉が使われます。「隙間」という意味です。最近では公的文書でも普通に「ニッチ戦略」という言葉が使われ

ており，英文に翻訳する際に"niche strategy"というフレーズを使うことも増えました。ここでは同様のニュアンスを出すために"clinical niche"という表現を使いました。そして❷〜❻のサポートセンテンスで，❶を補強しています。❷〜❻で述べたことに関しては，ご存じない人も多いと思いますので，背景を簡単に説明します。

　2011年の東日本大震災は，皆さんの記憶にも新しいのではないでしょうか。このときに亡くなられた人の死因は主に津波による溺死でした。震災発生後，災害派遣医療チーム（Disaster Medical Assistance Team：DMAT），日本医師会災害医療チーム（Japan Medical Association Team：JMAT）をはじめ，多くの医療チームが派遣されました。急性期〜慢性期にわたって，生存された多くの人の健康状態を保つことが，現場の医師にとっての重要な任務でした。救命救急医はもちろん，内科・外科・そしてその他の診療科の多くの医師が対応にあたりました。その後，日本老年医学会は「一般救護者用　災害時高齢者医療マニュアル」を配布しました。これには，高血圧，糖尿病などの慢性疾患のみならず，意識障害，発熱，下痢，便秘などの症候，さらには嚥下障害に至るまで，高齢者が避難所生活を続ける上で注意すべきポイントがまとめられていました。さらに，同学会は「高齢者震災カルテ」も配布しました。これは災害発生時，生活環境の変化に脆弱な高齢者の医療情報が，避難所で診療にあたる医師から新たに診療にあたる医師へと正確に把握できるようにと作成されたものです。高齢者が非常用にも携帯できるサイズになっており，持病，かかりつけ医療機関，投薬内容，さらには病状，睡眠や食事の摂取状態などが記載できるようになっていました。

　前項で説明しましたが，ボディーのサポートセンテンスで使えるのは

「Rad-See」でした (☞**第3章3参照**)。第2パラグラフのボディーでは，その
うちのExample（具体例）を❹❺（イタリック体で表示）で示しています。
なお，❷❸のセンテンスで背景を示したあと，❹では"In this situation"，
❺では"Moreover"という連結語を使いCohesion（結束性）に注意しま
した。その後❻では"It is worth noting that"というフレーズを使って，
読み手の注意を引くよう強調効果を狙いました。そして❼のコンクルー
ディングセンテンスでは，トピックセンテンスとは異なる表現で論点を繰
り返しました。このセンテンスでは「まさに，まぎれもなく」というニュア
ンスを出して，主張の内容を強調すべく"undoubtedly"を挿入しました。
論文ライティングにおけるこのような強調手法を**ブースター (booster)** と
言います。

　なお，このパラグラフの❸では，"…… existing chronic conditions,
such as heart disease."，　そして❻では"age-related risks, such as
incontinence, ……"のように，"such as"を使っています。いずれも
"such as"の前に「, 」（カンマ）を入れていますが，このカンマがないと文
意が異なり，リジェクトされる可能性があるからです。カンマを日本語で
使う句読点の「, 」のように挿入する人は多いと思いますが，**カンマの有無
でセンテンスが持つニュアンスはまったく異なるため注意が必要です。**カン
マの使い方については**第4章4**で詳しく説明します。

第3パラグラフ：ボディー2

❶Another important thing is to raise public awareness of when and how geriatricians should be consulted. ❷It is necessary to help the public understand that geriatricians are, as it were, life-planning partners from the viewpoint of patient-centered care (3). ❸The desirable health goals of individual patients tend to change as they age (4). ❹With regard to longitudinal care, access on demand, coordination among subspecialists, and home-based care, geriatricians can play the leading role in treating the elderly with multiple and complex illnesses.

　第3パラグラフもボディーです。別の観点から根拠を示しました。❶がトピックセンテンス，❷と❸がサポートセンテンス，そして❹がコンクルーディングセンテンスです。これも第2パラグラフ同様，読み手が理解しやすいよう，教科書的な構成にしています。前項でボディーに根拠を羅列する際，"First, ……"，"Second, ……"，"Third, ……"という書き方について紹介しました (☞**第3章3参照**)。これは読み手にも理解しやすく使いやすい表現なのですが，一方で日本人やノンネイティブがよく使う表現とも言われています。また，このレターのボディーは第2と第3の2つのパラグラフだけですので，"Another important thing is ……"とトピックセンテンスの文頭は"Another"を使いました。このパラグラフのサポートセンテンスは❷と❸ですが，ともにThe New England Journal of Medicine (NEJM) からReference (文献) を引用して根拠を示しています。

155

第4パラグラフ：コンクルージョン

> ❶To solve various geriatrics-related issues, the unique characteristics and the importance of geriatrics need to take deep root in society.

第4パラグラフはコンクルージョンです，結論は主にRestatement（再言及），Final Comment（最終論評）の2つで構成されることを前項で説明しました (☞**第3章3参照**)。400wordsの制限字数があるレターでは，必ずしも再言及を入れる必要はありません。表現が冗長にならないよう，ここではワンセンテンス・ワンパラグラフの構成にしました。ワンセンテンスで1つのパラグラフとする構成は，英字新聞のEditorial（社説）でよく見られますが，アンコモンレターでもよく使われるので，覚えておいて下さい。

イントロダクション→ボディー→コンクルージョンという全体の構成，さらにボディーを構成するトピックセンテンス→サポートセンテンス→コンクルーディングセンテンスの書き方の典型例を説明しました。
皆さんがコモンレターを書く際のイメージは湧きましたか。

アンコモンレター (Lancet) の一例

次は，Lancetに掲載されたコレスポンデンスでアンコモンレターの例です。Taylorの分類でいうと，"Something that must be shared（共有すべき何か）"になります。タイトルは"Features of disaster-related deaths after the Great East Japan Earthquake"です[2]。このレターを

書いた背景を簡単に説明します。東日本大震災のあと，私の診療していた
クリニックにも，多くの被災者が来院されました。津波による住居の破壊
や放射線被曝の恐れから，親戚縁者を頼って移住されてきた人たちです。
震災発生前から治療を受けていた高血圧，脂質異常症，糖尿病といった慢
性疾患の検査や投薬の継続を望む人がほとんどでしたが，中には新たに狭
心症や喘息の発作を起こす人や，パニック障害，うつ状態で来院する人も
いました。震災発生は2011年3月でしたが，2011年中はもちろん，2012
年になっても同様の患者さんは大勢いらっしゃいました。そのような人た
ちの診療を続ける中，強く感じることがありました。被災者の亜急性期・
慢性期以降の健康管理は急性期に負けず劣らず大切であるということで
す。そこで次の3つを主題としてレターを書くことにしました。

❶災害関連死という概念を世界の医学界に提唱する
❷震災（自然災害）が発生した場合，急性期のみならず慢性期における
　被災者の健康管理の重要性を示唆する
❸日本（特に福島県）の風評被害を払拭する

　風評被害については覚えている人も多いと思います。津波による福島第
一原子力発電所の事故発生後，被災地のみならず東京などでも，米国その
他の国々から来ていた外国人駐在員が本国に引き上げるという事態が発
生していました。放射線被曝を恐れてのことです。日本の放射線汚染は深
刻だと勘違いした米国人の友人から「いつでも避難してきてよい」という
旨のメールが私にも届いたりしました。また，福島県から避難してきた人
たちの中には，「原発事故のせいでいつまで経っても帰れない」「自分たち
が放射線に汚染されているように見られる」などという人もいらっしゃい
ました。そのような被災者の診療を経験したことが，「なんとかこの風評
被害を払拭できないか」と考えた理由です。

とはいえ，書きたいことが決まっても根拠を示さなければ掲載してくれる医学誌はありません。そこで「何を根拠にするか」というエビデンス探しから始めました。レターを書く際に「エビデンスとして提示する」ということは，すなわちボディーのサポートセンテンスとして使える「Rad-See」の活用ですね。一番簡単なのは，自分が被災者を診療して得られた経験や具体例を示すことです。当時は既にNHKなどから翻訳の依頼を受けており，英文は書き慣れていましたが，私個人の経験では客観性に欠けるため，アクセプトはありえません。そこで文献検索（Reference）にかなりの時間をかけました。NEJM，Ann Intern Medといったトップジャーナルのみならず，各分野の専門医が重視するコアクリニカルジャーナルには，地震やハリケーンなど災害医療関連の論文は数多く掲載されていました。しかし，どれだけ時間をかけて検索しても，見つかる論文は急性期の治療に関するものばかりで，今回のレターに活用できるような，慢性期以降のケアに主眼が置かれた文献は皆無でした。そうすると，何らか説得力のあるデータを自分で示さなければなりません。私は研究者でもなければ，災害医療の専門医でもありません。普通の臨床医です。そうすると，Reference（文献）以外に頼れるのは「Rad-See」のうちAuthority（権威者），Data（データ），Statistics（統計値），Example（具体例），Experience（経験）のいずれかということになります。そこで，今回のレターの根拠に使用できそうな，信頼できるデータ探しに入りました。厚生労働省，各自治体，警視庁，復興庁といった公的機関や大学病院その他が公表しているレポートなどを参照しました。膨大なデータを制限字数に合わせ，絞り込む過程に苦労したのを覚えています。

次は投稿先です。当初このレターもAnn Intern Medに出そうと思っていました。しかし，多くの文献を読んで気がついたことがありました。今

では「災害関連死」という言葉は当たり前のように使われています。当時もいわゆる「災害直接死」に関する論文は数多くありました。しかし，災害後の亜急性期・慢性期の死因に関する論文は，トップジャーナルはもちろん，コアクリニカルジャーナルと呼ばれる医学誌にも皆無だったのです。そこで，災害医療において重要な「災害関連死」という概念を紹介し，被災者の慢性期以降の健康管理について効果的に説明できればアクセプトされるのではないかと考え，アンコモンレターを受けつけていたLancetに投稿することにしました。

　災害関連死を論ずるにあたり，英語での命名は非常に重要です。適切でないワードを使用すると，当然リジェクトされてしまうからです。当初は，"disaster-induced deaths"という言葉が浮かびました。しかし，本レターで述べる死因には，災害そのものによって引き起こされるものだけでなく，避難所や医療機関などのインフラに関する原因も含まれます。したがって，より広い概念を表現するために"disaster-related deaths"としました。

　次はタイトルです。前項でレターのタイトルで重要なのは，「簡潔で内容を反映するもの」「的確であること」「疑問形や感嘆形も有効」と書きました(☞第3章3参照)。本レターで訴えたいことは，災害後の亜急性期・慢性期の死因は急性期とまったく異なるということです。本レターのタイトルは，日本語で言うと「東日本大震災後の災害関連死の特徴」です。「特徴」という意味を表すワードはいくつもありますが，本レターでは"feature"というワードを使いました。"Feature"は，Oxford Advanced Learner's Dictionaryには"Something important, interesting or typical of a place or thing"と記載されています。

159

当初は "Characteristics of ……" や "Unique characteristics of ……" なども浮かびました。しかし，characteristicsがより一般的な特性や品質を表すのに対して，featureは対象物のより明確な要素・注目すべき側面を表現するニュアンスがあります。したがって無駄なワードは極力省き，本レターの内容をより明確に指すよう "Features of ……" としました。私は産業翻訳の中でも医学論文などテクニカルライティングに関するものを専門に扱っています。それゆえ，語彙選択の適切性などワード選択にはかなり慎重になります。皆さんがレターを投稿する際は，過剰に神経質になる必要はありませんが，語彙選択の重要性を意識するほうが，より洗練された英文に仕上がることは覚えておいて下さい。

　このレターが掲載された際，国内外の知人・友人から多くのお祝いメールが届きました。Lancetの影響力に驚きましたが，それより強く感じたことがあります。著名な研究者ではない，無名の一臨床医にすぎない自分の提言でも偏見なくパブリッシュするトップジャーナルの姿勢です。このレターの掲載以降，災害関連死に関する数多くの優れた論文が国内外から発表されています。年月が経っても被引用数が増え続けているのを見ると，レターという形でもLancetに投稿して良かったと思っています。皆さんがアンコモンレターを書く際の参考にして頂ければと思います。

　Lancetで募集しているコレスポンデンス（アンコモンレター）の制限字数は400wordsです。この制限字数内にとどまるよう，このレターは次のように5つのパラグラフ構成になっています。

第1パラグラフ：イントロダクション

↓

第2パラグラフ：ボディー1

↓

第3パラグラフ：ボディー2

↓

第4パラグラフ：ボディー3

↓

第5パラグラフ：コンクルージョン

第1パラグラフはイントロダクション，第2〜4パラグラフはボディー，そして第5パラグラフがコンクルージョンです。このレターは，前述した教科書的な構成のAnn Intern Medのレターと大きな違いがあります。前項で，論理的なつながりがはっきりしていればトピックセンテンスは必ずしも必要ないと書きましたが，このレターがその例です。第2〜4パラグラフ，いずれにもトピックセンテンスはありません。字数に制限がある中，必要なデータを可能な限り詰め込んだ結果ですが，違和感なく読み進められるように工夫しました。

Lancetに掲載されたこのアンコモンレターの場合，「Rad-See」のうち，Statistics（統計値），Example（具体例），Experience（経験）は使っていません。References（文献），Authority（権威者），Data（データ）を使って，これまでの先行研究で言及されることのなかった「災害関連死の概念，そしていかにしてそれを減らすか」という提言をしています。

アンコモンレターの場合は対象論文を示す必要がないため，許容される

最大限の文献を引用できます。このアンコモンレターもLancetの投稿規定で認められている上限いっぱいに5つの文献を引用しています。なお，先行研究を根拠とするReference（文献）には，文献の引用番号である1，2，3，4，5を原文通りに付番しています［**注**：文中の1～5は文献の引用番号です］。また，Authority（権威者）として復興庁という公的機関を使い，地方自治体からの報告をもとに公表された数値その他をData（データ）として使っています。わかりやすいようにAuthority（権威者）は太字で，Data（データ）には下線をつけました。

第1パラグラフ：イントロダクション

> ❶ The magnitude 9·0 earthquake and subsequent tsunami that struck northeast Japan on March 11, 2011, posed a serious question: "How should disaster-related deaths be prevented?" ❷ Important lessons can be drawn from the investigation report[1] released by **the reconstruction agency** in August, 2012.

第1パラグラフの❶はオープニングセンテンスです。オープニングセンテンスは，読者の興味を効果的に引きつける役割からフックセンテンスとも呼びましたよね。この一文の書き方次第で，エディターが興味を持って読み進めてくれるか否かが決まります。ここではあえてコロンを使ってセンテンスを区切り，"How should disaster-related deaths be prevented?"と続けました。理由は2つあります。1つはコロンで一瞬の「間」をつくり，"disaster-related deaths"という，当時まだ一般的でなくなじみの薄いワードを出すことでエディターの関心を引くこと，そしてもう1つは，**オープニングセンテンスで疑問文を使うと，その先を読み進める際，どこに答えが書かれているのかと注意を引きつけることができる**からです。

162

さて、ここで「なぜ受動態？」と思った人は鋭いです。近年、医学のみならず科学論文は、なるべく受動態を避けて能動態を使うことが望ましいとされています。それにもかかわらず、このセンテンスを受動態で表現したのには2つ理由があります。

1つ目の理由は、ここで"How should we prevent disaster-related deaths?"とした場合、このセンテンスを見ただけでリジェクトされるリスクがあるからです。この書き方をすると、必ず"we"が問題にされます。原著論文の場合、"We conducted (analyzed, found, demonstratedなど) ……"といった表現をよく見かけますが、これは問題ありません。Weが著者および共同研究者ということがはっきりしているからです。コモンレターでも"We are concerned that ……"や"We doubted ……"などの表現はまったく問題ありません。これも"We"が誰を指すかはっきりわかるからです。しかしこのレターで"How should we prevent disaster-related deaths?"とした場合、この"we"は誰を指すのかと問題にされる可能性は大です。エディターによっては当然即リジェクトです。日本語の論文などでは「我々」とか「私たち」といった表現は多く見られますが、英文でこの使い方が許容されるのは英字新聞の社説で時に見られる"Editorial we"という使い方だけです。最近は、この使い方すら著減しています。ですから皆さんがアンコモンレターを書く際、"we"の使い方には気をつけて下さい。

2つ目の理由は"disaster-related deaths"を強調するためです。能動態の使用が推奨される中、あえて受動態を使うのは「行為者をはっきり示す必要がない場合」（したがって原著論文のMaterials & Methodsでは受動態が多く見られます）のほかに、「あるテーマに焦点を当て強調したいとき」というのがあります。このレターでは、それまでトップジャーナルで話題になることがなかった「災害関連死」に焦点を当てるがために、あえて受

163

動態を使用しています。なお，"The magnitude 9·0 earthquake and subsequent tsunami"に続く関係詞は"that"を使っています。ここをthatではなく，"…… tsunami, which ……"のようにカンマで区切って"which"（いわゆる関係詞の非制限用法）を使うと誤った文意となり，リジェクトされるリスクが高まります。関係詞の使い方に関するこの種の誤りは，医学論文投稿前のチェックを依頼された際にも非常に多く見られる誤りのひとつです。この件については**第4章4**で詳しく説明します。❷では復興庁のレポートを使用している旨をことわり，信頼できるデータであることを示しています。

第2パラグラフ：ボディー1

❶According to **the reconstruction agency**, 1632 people who had survived the earthquake and tsunami were confirmed dead as of March 31, 2012.[1] ❷The cause of their deaths is listed as "disaster-related", which means not as a result of the tragedy itself, but of disaster-induced fatigue, psychological trauma, or the aggravation of existing chronic diseases. ❸The numbers of disaster-related deaths were 761 in Fukushima prefecture, 636 in Miyagi, 193 in Iwate, 32 in Ibaraki, three in Chiba and Nagano, and one in each of Tokyo, Yamagata, Saitama, and Kanagawa. ❹ Of all disaster-related deaths, **the reconstruction agency** examined 1263 cases of post-disaster deaths that were confirmed in 18 municipalities in the three worst-hit prefectures of Fukushima, Miyagi, and Iwate. ❺**The agency** compiled data on the causes of death from each local government.

第2パラグラフにはトピックセンテンスはありません。すべてがボディーを構成するためのサポートセンテンスです。直前の第1パラグラフの❷に復興庁のデータを使用する旨を示すことで，第2パラグラフ❶の"According to the reconstruction agency,"にスムーズに入ってこられるようにしています。❷では「災害関連死」"disaster-related deaths"を定義しています。このレターの背景でも書きましたが，Lancetその他のコアクリニカルジャーナルで過去にこの言葉が使用されたことはありません。そこで，エディター，さらにアクセプトされた場合には，世界中の読者に対して言葉の意味が誤解なく伝わるよう，ワードの定義づけをしています。このように言葉の正確な定義を文中で示すというのは，英語ではきわめて重要です。わが国では「以心伝心」や「言葉の行間を読む」などということがありますが，英語ではこのような文化はありません。読み手に誤解なく自分の意見を伝えたい場合，必ず一つ一つのセンテンスで説明しなければいけないということはよく覚えておいて下さい。また❸のように数値を示す場合，1桁の数字はアラビア数字ではなく，スペルアウトするのが原則です。❺はこの論文で述べた復興庁のデータは，各地の自治体からの報告であることを示しています。このセンテンスを追加することで，復興庁というAuthority（権威者）が公表したData（データ）の信憑性が高いことを印象づけています。

第3パラグラフ：ボディー2

❶**The reconstruction agency** reports that more than 95% (1206) of victims were aged 60 years or older. ❷About 64% (814) had chronic diseases. ❸About 48% (608) of deaths were confirmed within 1 month, and 78% (986) within 3 months after the earthquake. ❹The most common cause of death was "physical or mental fatigue from life at evacuation shelters" (n=638 [33%]), followed by "fatigue from moving to evacuation shelters" (401 [21%]), "aggravation of illnesses due to halted hospital operations" (283 [15%]), and "excessive mental and physical stress caused by the earthquake and tsunami" (150 [8%]).

第3パラグラフにもトピックセンテンスはありません。ご覧のようにすべて具体的なデータを示すサポートセンテンスです。字数制限がある中，必要なデータおよびエディターが知りたいであろう数値を最大限に示しています。

第4パラグラフ：ボディー3

❶Although no deaths related to radiation exposure have been reported[2], the fact that 47% of disaster-related deaths were recognised in Fukushima prefecture alone indicates that the earthquake-triggered nuclear crisis at the Fukushima power plant caused extreme hardship for local residents.

第4パラグラフは、「日本（特に福島県）の風評被害を払拭する」という意図で書いています。本論文執筆時点で福島原発事故による放射線被曝自体で亡くなった人はいないということ、福島県の被災者の人たちがいかに大きな心身への負担を被ったかということを知ってもらうためにボディーに加えています。ここもインパクトを強めるため、あえてワンセンテンス・ワンパラグラフの構成にしています。なお、"were recognised"の綴りに違和感を持たれた人もいるかもしれません。通常よく見られるのは、"recognize"ですが、これはアメリカ英語の綴りで、イギリス英語では"recognise"になります。これはLancetでは基本的にイギリス英語を使用するためです。

注：Ann Intern Medに掲載されたレターのコンクルージョン同様、ここでもワンセンテンス・ワンパラグラフ構成をとっています。このような短い段落は、限られた字数制限の中、著者の主張を効果的に強調できるため、Lancetのアンコモンレターではよく見られます。とはいえ、使いすぎてはいけません。『Authoring a PhD』の著者であるロンドン・スクール・オブ・エコノミクスの名誉教授であるPatric Dunleavyは、パラグラフ構成によく見られる問題点のひとつとして、100ワード未満の短すぎる段落を挙げています[3]。短すぎるパラグラフの連続は、著者の考えが十分にまとまっていない印象を読者に与えるからです。ですから、ワンセンテンス・ワンパラグラフ構成は、「ここぞ」という場面でのみ使うようにしましょう。

第5パラグラフ：コンクルージョン

❶In the immediate aftermath of a huge earthquake, the highest priority is placed on prompt deployment of field hospitals, effective triage, and immediate coordination of well trained medical staff.[3-5] ❷The investigation report, however, indicates that, in a greying country such as Japan, effective patient-centred management for elderly victims is also essential to prevent post-disaster deaths. ❸How to strategically deploy clinicians who could provide best possible care to elderly victims after a massive disaster is worthy of discussion.

　第5パラグラフはコンクルージョンです。❶はNEJM, Ann Intern Medに掲載された論文を引用して，これまでの先行研究で明らかにされてきた巨大地震後に最優先されるべき処置を示しています。❷では連結語に"however"を使用することで本レターに提示する内容の新規性を強調し，今回のデータを根拠に災害関連死を防ぐためには，特に高齢者に対する患者中心医療が必要なことを示しています。「慢性期における被災者の健康管理の重要性を提示する」という目的を果たすためのセンテンスです。なお，Ann Intern Medでは高齢化を"graying"（アメリカ英語）としたのに対し，ここ（Lancet）では前述と同じ理由で"greying"（イギリス英語）とスペルしています。❸はコンクルーディングセンテンスです。今後，災害発生時に検討すべき課題を提示しています。このセンテンスについては，本当は文尾を"…… should be discussed."（議論すべきだ）としたかったのですが，"…… is worthy of discussion."（議論の価値がある）としています。強く断定することで，エディターから不要な批判を買い，リジェクトされるのを避けるためです。論文ライティングにおけるこのよう

な手法を**ヘッジング (hedging)** と言います。アンコモンレターは，世界の医学界でいまだ一般的ではないこと，知られていないことを共有するために書くものです。新規性が重要なのは原著論文と同じです。したがって原著論文を投稿する際同様，事実と証明されていない仮説・推論に基づく意見や提言については強く言い切ること，断定することは避けるほうがアクセプト率は高まると思います。

レターの採否はトピック選択とアウトラインで決まる

　いかがでしょう。「なんだ，こんな感じでアクセプトされるのか」と思った人は多いのではないでしょうか。その通りです。ここに例示した2つのレターで私が主張したかったことは，日々の臨床現場で医師として感じていたことにすぎません。日頃から何らかの研究活動をしていたわけではありません。普段感じていたことをトピックセンテンスで提示し，なぜそのように考えたのか，理由となる根拠をサポートセンテンスで示し，最後に結論を述べただけです。**大切なのはトピックセンテンスに提示する主張，サポートセンテンスに書くべき説得力のある根拠の内容です**。そして読み手が興味を持ち，内容を読み進めたくなるようにレターを書き始めること，一言で表現できるテイクホームメッセージとなる締めの言葉で終わること，まさにイントロダクション，ボディー，コンクルージョンの構成です。ポイントは，レターを効果的に構成し，論理的に書き進めるためのアウトラインづくりです。**レターの採否はトピックの選択とアウトライン構成で勝負は決まる**と言っても過言ではないと思います。

文献

1) Ichiseki H: Dialogue on geriatrics: how should we fix the problem? Ann Intern Med. 2012; 157(6): 457-8; author reply 458-9. PMID: 22986389

2) Ichiseki H: Features of disaster-related deaths after the Great East Japan Earthquake. Lancet. 2013; 381(9862): 204. PMID: 23332962

3) Dunleavy P: How to write paragraphs. Mar 27, 2014.
[https://medium.com/advice-and-help-in-authoring-a-phd-or-non-fiction/how-to-write-paragraphs-80781e2f3054]

第3章 レターについて

⑤ レター・ライティングに効果的なステップ

ポイント

▶ 一般臨床医，医学生にとっても出版は意義がある。

▶ 英文ライティングに効果的なステップを理解する。

▶ 念入りにリバイズ，楽しくポリッシュ。

発信することに意味がある

本書を読んで頂いている先生や医学生の皆さんは，「医学誌に何か投稿したいことがある」「今は書きたいことがあるわけではないが，今後何か投稿する際の参考にしたい」「いつかトップジャーナルに投稿したい」などのモチベーションのある人だと思います。

そんな皆さんに次の言葉を紹介します。

"Publish, or Perish"（出版せよ，しからずんば去れ）

聞いたことのある人も多いかもしれません。本来の意味は，「学者として成功したければ論文にせよ。それができないのならその場を去れ」ということです。どのような研究も学会で発表するだけでなく，論文としてしかるべき学術誌に記録を残さなければ意味がないことを説いています。学者や研究者だけでなく，この言葉は一般臨床医・医学生にとっても当てはまるのではないでしょうか。せっかく素晴らしい意見や考えを持っていても，考えているだけ，あるいは発言するだけではもったいないです。も

171

し，世界中の医師やヘルスケアの分野で働く仲間たちにも知ってほしいと思うならば，やはり英文にして発信してほしいと思います。大学病院の医師だけでなく，医師会で活動している開業医・勤務医，若い世代の医師・医学生の中には，素晴らしい卓見が埋もれています。ここでは「自分の意見を英文にして世界に発信したい」という人のために，ライティングに取り掛かる際の効果的な手順を説明します。

英文ライティングに効果的なステップ

自分の主張を英語で文章にする場合，いくつかのステップを踏みます。Thomas A. Lang はこのステップを4つの段階に分けています[1]。

> ❶ Planning（計画）
>   ❶-1　Targeting Process（照準）
>   ❶-2　Discovering Process（発見）
>   ❶-3　Ordering Process（配列）
> ❷ Drafting（起草）
> ❸ Revising（修正）
> ❹ Polishing（研磨）

私も英文を書くときは基本的にこのステップを踏んでいます。とても理解しやすいコンセプトなので，私見を交えてこのステップに沿って説明します。

❶ Planning（計画）

一言で言うと「書き始める前のプランが大事」ということです。英語で文章を書き始める際に最も大切なステップです。じっくり時間をかけてプ

ランニングすることでライティングに要する時間を節約できます。このステップをLangは3つのプロセスにわけています[1]。

❶-1　Targeting Process（照準）

ターゲティングは，誰に向けて，どういう目的で，何を書くかを明らかにすることです。仮にあなたが，医学誌にレターを投稿するとしましょう。ターゲットは当然エディターになります。しかし，アクセプトされることを前提に投稿するわけですから，その医学誌を購読している読者全員もターゲットと考えなければなりません。投稿した医学誌が専門誌であれば，読者はその専門領域に関してあなたと同レベルの知識を有しているでしょう。しかし，トップジャーナルのような総合誌の場合は読者の専門分野はまちまちです。読者には内科医もいれば眼科医もいるでしょうし，臨床医以外だっているでしょう。それぞれが持つ知識は，当然それぞれの専門領域によって異なります。したがって，専門分野にかかわらず，いずれの読者にも理解できるような内容・構成で書かなければなりません。また，時には投稿先が医学誌以外ということもあるでしょう。医師会報，新聞，雑誌という場合もあれば，ブログやホームページといったオウンドメディアなど，いろいろありますよね。常にターゲットを意識して書く内容を練った上で，書き始めるようにしましょう。

❶-2　Discovering Process（発見）

「自分が書くべき情報」を「どの程度詳細に」，そして「いかにして読者に伝えるか」を見出すプロセスです。自分の最も伝えたい主張をワンセンテンスで表現できるようにします。そしてそれをもとにして，ワンパラグラフを作成します。この作業の過程で「書くべき内容と伝え方」をはっきりさせていきます。自分が書きたいと思うことが漠然としてまとまっていない場

合，**Listing**（リスティング）と **Clustering**（クラスタリング）が有効です。リスティングは自分が書きたいテーマに関連することを，思いつくままにどんどん箇条書きで書いていくことです。用意するのは紙とペンだけで大丈夫です。スペルミスなど一切気にすることなく10分程度メモし続けます。そしてその後，バラバラの各ワードをグループ分けしていきます。これがクラスタリングです。矢印で結んだり，あるいは丸で囲んだりしながら関連づけていきます。そして1つのパラグラフに入れるべきキーワードがわかるようになります。この過程で，書こうとしている英文のアウトラインを完成させます。

❶-3　Ordering Process（配列）

Discovering Process で見つけた一つ一つの情報を秩序化し，　どのように論理立てて記述するかという配列を考える過程です。 　**第3章3**では **Coherence（一貫性）** の重要性を述べました。一つ一つのパラグラフ，そして全体の構成の Coherence を高める重要なステップです。

❷ Drafting（起草）

投稿原稿を実際に書き始めるステップです。 この段階で大切なのは，**とにかく書くこと**です。❶ Planning で考えた内容をどんどん書き進めることです。書き進めるうちに新たな考えが生まれるかもしれません。あるいは Coherence を高めることで，より良い構成が思い浮かぶかもしれません。それらを書きとどめて下さい。この際のポイントは，スペルミス，文法の誤りなど，細かいことは一切無視することです。とにかくいったん原稿を仕上げるようにします。細かいミスのチェックは次のステップの話です。

❸ Revising (修正)

前のプロセスで書いた下書き原稿を細かくチェックするステップです。プロのメディカルライターでも，最初に書いた原稿は完璧ではありません。何度も見直して初めて良い原稿が仕上がるわけです。そして上手な論文を書く人ほど，何度も何度も繰り返しチェックしています。チェックすべきポイントは次の項目です。

> **リバイズにおけるチェックリスト**
> ☑ 適切な単語を選んでいるか
> ☑ 文法ミスはないか
> ☑ 自分が伝えたい情報が漏れなく含まれているか
> ☑ 各パラグラフは論理的につながっているか
> ☑ トピックセンテンス，サポートセンテンスは適切か
> ☑ 読み手にわかりやすいセンテンスのつながりができているか
> ☑ 一読して理解できるような文章になっているか

リストをチェックする際，常に意識すべきポイントは次の2つです。

> ・自分が読者に伝えたい情報は何か
> ・その情報はどこにどのように記述したか

これらをもとにして自分が書くべき内容を確認します。

❹ Polishing (研磨)

❸ Revisingである程度仕上がっている原稿に，さらに磨きをかけるステップです。ほぼ原稿は出来上がりと思っていても，数日後に見直してみると修正したくなることは意外に多いものです。「この動詞は別の動詞に変えるほうが文意は強まるのではないか」「このセンテンスは長いので，セン

テンスを2つにわけるほうがよくはないか」「ここはコロンで区切ろう」など，いろいろと思いつくものです。この過程は黙って原稿を読むよりも，**声に出して読み上げるとさらに効果的です**。文章として読みにくい箇所に気づきやすくなるからです。自分ができることをやったあとは，同僚の医師や，英語に詳しい人に読んでもらってもよいでしょう。人によっては英文校正業者に依頼することもあるでしょう。

　ちなみに私の場合，❹が，英文ライティングを完成させていく過程で最も楽しく大好きなステップです。バックに好きな音楽を流し，コーヒーを飲みながら英文を磨き上げつつ，原稿の完成度アップを実感していく過程は，まさに至福のとき，完全に時が経つのを忘れてしまいます。

　話がそれましたが，この一連の推敲過程を経て，英文原稿は完成します。

文献

1）Lang TA：How to write, publish, and present in the health sciences: A guide for clinicians and laboratory researchers. 1st ed. American College of Physicians, 2010.

英語論文の書き方なんて習っていない？

「英語論文の書き方って習ったことないんです。」

医学論文執筆のお手伝いをしていると，多くの先生方から聞く言葉です。私も学生時代から医師として大学病院に在籍した時期を通して，医学論文執筆に関する教育を受けたことはありませんでした。多くの医師は，英語論文に関する書籍で自分なりに勉強するか，論文を書き慣れている同僚・上司から学んでいるのだと思います。最近は，医学生の英語教育に力を入れている大学が増えていますが，論文執筆に関する系統だった教育というのはまだまだ不十分なのではないでしょうか。では，英語論文を将来執筆できるようにするためにはどのような教育が必要なのでしょう。

この件について，「なぜ英語論文が書けないのか」という観点から考えてみましょう。これまで若手医師の投稿前原稿を読んでいると，主に次の3つが要因として考えられると思います。

❶ 専門知識の不足

著者がどの程度の専門知識に基づいて論文を書いているかは，通常IntroductionやConclusionを読むことでわかります。レビュワーはその分野のプロであり，文献レビューに問題があるとアクセプトされることはありません。専門知識の充実には，個々の努力と上級医からの指導が必須です。専門知識は，医師として日々臨床に携わりつつ積み重ねていくことが大切なのだと思います。

❷英文ライティングのルールに精通していない

　医学論文を書く際は，基本的に雑誌の投稿規定に従います。一般的にはフォントはTimes New Roman，文字サイズは11～12ポイントを選択します。もちろん，論文の始めから終わりまでフォントは統一しなければなりません。ところが英文をチェックしていると，パラグラフの一部がCenturyなど別のフォントになっていることがあります。こういった場合，多くは他の論文からのコピペです。盗用にあたるコピペは論外ですが，そもそもフォントの統一といった簡単なルールを無視するようでは話になりません。また，表記にも注意が必要です。たとえば数値で範囲を示す際は，10～20のように表記するのではなく，10-20のようにハイフンでつなぐのでもなく，10―20と数値間をダッシュでつなぎます。また，数値に単位をつける際にも決まりごとがあります。たとえば，%や℃の場合は50%，75℃といった具合に数字のあとにスペースは不要です。一方，mgやs，さらに>や<などの場合は，数字との間にスペースを入れなければなりません。たとえば，15 mg，60 s，$p < 0.05$といった感じです。難しいことではありません。ぜひ覚えて下さい。

❸表現・論理構成など英語自体に難がある

　「言うは易く行うは難し」ですが，論文を書く際は，「適切な語彙の使用と文法ミスをなくす」ことが大切です。身近に英語が堪能な上司や相談できるネイティブがいれば，添削してもらうのが上達への近道です。しかし，一番注意しなければならないのは自分の主張したいことを誤解なく相手に伝える論理構成です。**論理的な文章を書くためにマスターすべきなのがパラグラフライティングです。** 1つひとつのパラグラフとそれを構成する各センテンスの役割を常に意識しましょう。

❶は医師として専門領域を日々学習する中で培われるものなので，それなりの時間を要することです。一方，❷は基本的な約束ごとです。自分1人でも習得可能です。医学生でも早くから知っておいて損はありません。❸については，最初のうちはパラグラフライティングに徹しましょう。ライティングは独学でのスキルアップが難しいと言われますが，皆さんと同じ専門分野のジャーナルに既に掲載されている他の研究者の論文の各パラグラフを精読することで効果的な論理構成を学ぶことは自分1人でも十分できます。本書の目的も，皆さんにパラグラフライティングを習得してもらうことにあります。まずはレターを書き，誰かにチェックしてもらうことを繰り返し，スキルアップして下さい。

英語論文執筆の学習法

「英語で論文が書けるようになりたいのですが，何を勉強すればよいですか？」若手の医師から，よく受ける質問です。実際，英語論文を執筆するための効果的な学習法とはどういうものでしょう。各専門分野で活躍しはじめた中堅医師，そして既に多くの業績を残している指導的な立場についている先生方にこれまで聞いた中で多かったのは，「とにかく多くの論文を読む」「使えそうなフレーズをノートに書きとめる」といったものです。しかし「手っ取り早く書けるようになる近道なんてない」というのが，皆さん共通の意見でした。中には「英語は苦手なので，すべて翻訳・校正業者に外注する」と割り切りながらも，優れた研究内容で業績を上げ，既に大学病院の臨床教授など指導的立場で活躍している先生も数多くいらっしゃいました。英語に時間を割くよりは，研究内容を充実させることに尽力したいという考えの医師はかなり多いようです。そこで，英語論文を執筆するために知ってほしいことを2つ紹介したいと思います。

1つ目は英語力についてです。よくある勘違いは，「英語力がないから論文が書けない」というものです。この考え方からすると「英語力がアップすれば論文も書けるようになる」ということになりますが，もちろんそんなことはありません。帰国子女だからといって英語論文を書けるわけではなく，すべての英語ネイティブが優れた論文を書けるわけでもありません。医学論文で重要なのは，新規性のある内容，適切な方法とデータ分析，そしてそれらを論理的かつわかりやすく示すことです。英文自体，凝った表現である必要はありません。というより，凝りすぎた表現はむしろマイ

ナスになります。ですから、「英語力を高めるための学習法＝医学論文を書くための学習法」ではないということは強調したいと思います。

そこでもう1つ知ってほしいのが、使用すべきマテリアルです。皆さんが英語論文を書く際の最高の参考書は、皆さんと同じ専門分野でターゲットジャーナルに既に掲載されている他の研究者の論文です。これに勝る参考書はないと言っても過言ではありません。ポイントは、これらの論文を精読することです。ターゲットジャーナルに実際にアクセプトされた論文の、どこに何が書かれていたかを記憶してしまうくらいじっくり読むと、効果的な表現法や論理構成が理解できるようになります。「いろいろなジャンルの論文を数多く読めば論文を書く能力もアップする」と言う人がいますが、私はこの意見には懐疑的です。ターゲットジャーナルに自らの論文がアクセプトされる表現を学ぶという目的であれば、精読は多読にはるかに勝ります。万が一、最初の投稿先でリジェクトされた際は、次のターゲットジャーナルに掲載されている論文を読み込み、それに応じて論文も書き直すべきです。一見遠回りのように感じるかもしれませんが、少しでもインパクトファクターの高い雑誌への掲載を狙うにはこれが一番の近道です。

「論文はすべて翻訳・校正業者に外注する」という先生方の例を先に紹介しました。合理的と思う反面、「少しもったいないかも」と感じてしまいます。ほとんどの翻訳・校正業者はターゲットジャーナルの関連論文に目を通すことはありません。当然ですが、研究デザイン、結果の解釈、論理構成に関する助言もありません。多くは冠詞・前置詞などの文法ミスが修正されるだけです。これならChatGPTやGrammarlyといったツールだけでも十分かもしれません。表現法や論理構成を工夫していたら、よりインパクトファクターの高い一流誌にアクセプトされていたかもしれません。

論文アクセプトにコネは必要？

　「コネは論文アクセプトに有利に働きます」と言うと誤解を招きそうですが，これはある意味，真実です。英文医学誌に投稿慣れしている医師にしてみれば，「そんなの当たり前」と言うかもしれません。といっても，ここで言うコネは一般的に連想されるコネではありません。「医学誌のエディターに知り合いがいればアクセプトしてもらえる」といった類いの話でもありません。コネという言葉は，たとえば「アイツはこの会社にコネで入社したらしい」といった感じで，非常にネガティブなニュアンスを持ちますよね。しかし，論文のアクセプトに大切なコネというのは，言い換えると"ネットワーク"のことです。

　コラム5「あなたにはメンターがいますか？」でも紹介しましたが，アカデミアで成功するには有力なネットワークの形成は必須です。そして，このネットワークづくりの場になるのが学会です。学会は若い医師がメンターを見つける場であり，それと同時に研究者が同じ医学界に属する一員としてネットワークを築く重要なプラットフォームでもあるのです。国内の学会では，同じ分野の医師として貴重な意見交換の場になります。一方，国際学会の場合は学会発表のあとに，その分野（たとえば米国神経学会の場合The Lancet Neurologyなど）のEditorial Boardのメンバー（編集長，副編集長，編集委員）などから，雑誌への投稿を勧められるケースもあります。学会場で誘われて投稿した論文の掲載例は，非常によく聞きます。

さらに言うと，学会は潜在的なレビュワーとの関係構築にも役立ちます。学会で質問したり，質問されたりした相手は，ある意味，専門分野を共有する仲間（もちろんライバルでもありますが）です。投稿先にかかわらず，あなたの論文のレビュワーになる可能性の高い相手なのです。最近はほとんどの医学誌において，自分の投稿論文のレビュワーを推薦することができます。逆に避けてほしいレビュワーを指定することもできます。学会という場で自分を知ってもらう，そして相手を知ることは非常に重要なのです。

第 **4** 章

アクセプトを遠ざける英語

① 日本人の英語

② ノンネイティブの英語

③ 投稿前の確認事項

④ パンクチュエーションを究めよ!

第4章 アクセプトを遠ざける英語

① 日本人の英語

ポイント

▶ 日本人に多い英文ミスを理解する。

▶ あいまいな表現を避けて，意見は明確に主張する。

▶ Foolproof Englishに徹する。

日本人の英語とは

医学論文で最も大切なのは，研究内容とそれに基づく著者の主張です。そして，それに負けず劣らず大切なのが，それらを伝達する英文です。「"まずい"英語」で書かれた論文がアクセプトされることはありません。大学病院，その他の研究機関で日常的に論文を投稿している先生方にとっては常識だと思います。

本章では「"まずい"英語」とはどのようなものかについて考えてみましょう。

私が本書を通じて皆さんに発したい最大のメッセージは，「**国際社会に英語で意見を発信しよう！**」ということです。そして世界の医学・医療・医学教育に貢献できると思うのなら，The New England Journal of Medicine（NEJM），The Lancetなどのトップジャーナルも視野に入れようということです。ただ，別にトップジャーナルにこだわる必要はありません。皆さんそれぞれの専門領域・関心ある分野の雑誌，英字新聞，あるいはブログなどのオウンドメディアでもよいでしょう。関心を持って読んで

186

くれる人がいるのであれば，発信する価値は十分あります。

とはいえ，その際ネックになるのが英語です。会話ならさほど大きな問題はないでしょう。文法的に多少おかしくても，アイコンタクトやジェスチャーで意思疎通は十分可能です。ところが，文章として書く場合はそうはいきません。単語の間違いや文法的に誤りのあるセンテンスがあると，その先を読んでもらえないか，あるいは偏見のある目で読まれるかもしれません。では，どのような英文で書けばよいのでしょうか。

これを理解するためには，**「私たち日本人が書く英文の何が問題とされるのか」を知る必要があります。**書店に行けば「日本人の英語」や「ここがおかしい日本人の英語」といったタイトルの書籍を多く見かけます。どれも日本人の英語の問題点を指摘するものです。非常に多くのサンプルが取り上げられています。とはいえ忙しい医師・医学生である皆さんは，それらすべてに目を通せませんよね。そこで論文執筆という観点に絞って，私たち日本人の英語の改善すべき点を紹介したいと思います。

レゲット氏の指摘

皆さんは，Anthony James Leggett氏（以下，レゲット氏）をご存知ですか。

レゲット氏は，2003年にノーベル物理学賞を受賞した世界的に有名な物理学者です。受賞理由は，superconductors（超伝導体）とsuperfluids（超流動体）に関するもので，「超伝導と超流動の理論に関する先駆的貢献」とされています。この内容については，私のような凡人が論文を読んでも「？」どころか「？？？？！」なので，ここでは触れません。本書で紹介したい

のは，レゲット氏が書いた "Notes on the Writing of Scientific English for Japanese Physicists"（日本人物理学者のための科学英語ライティングに関する覚え書き）という論文です[1]。これは1966年に日本物理学会誌に掲載された論文なのですが，日本人が英文を書く際，非常に示唆に富む内容になっています。1966年というと，かなり古いと感じる人も多いかもしれません。しかし，私たち日本人が書く英文において，「そもそも何がまずいのか」を理解するには非常に有益な論文です。

　レゲット氏について簡単に紹介します。彼は，1961年に英国のオックスフォード大学を卒業しています。そして1964～1965年にかけて，米国のイリノイ大学で超流動の研究に従事しました。その後，1965年9月から，京都大学理学部物理学教室に客員研究員として滞在します。その間，京都大学の基礎物理学研究所と日本物理学会の共同事業として発行していた雑誌 "Progress of Theoretical Physics"（理論物理学の進歩）の Language Consultant（言語コンサルタント）として，日本人研究者が執筆した論文の英文校正を担当しました。上述の論文は，その際の経験をもとに書かれています。対象はもちろん，わが国の物理学者です。しかし，この論文で指摘されていることは，物理学者のみならず，すべての理系研究者にとって有用なものとなっています。もちろん，私たち医師・医学生も例外ではありません。

　レゲット氏の論文は，日本人が書く英文のマクロ的な課題からミクロ的な問題へと掘り下げる形で構成されています。そして，マクロ的な課題の克服を重要視しています。

　そこで，その中でもレゲット氏が指摘する特に重要なポイントをいくつか紹介します。

188

日本人研究者に有益なアドバイス

英文を書く上で大切なのは，わかりやすく読みやすい文章であること

　論文を書く際は，エレガントな文章よりも，誤解されようのない英文 (Foolproof English) で書くのが望ましいということです。

英語脳に切り替えること

　日本人の英語の問題点は，"patterns of thought"（思考回路）にあると指摘しています。日本人には普通に理解できる表現も，欧米人にとっては意味不明であったり，間違った印象を与えたりするということです。

　例をいくつか挙げてみましょう[1]。

❶ はっきり言い切る
　はっきりと言い切らず暫定的に結論を述べた場合，日本人の読者は「それは筆者が断定的になることを避けるため」と好意的に理解する。これとは対照的に，欧米人の読者は，「筆者は自分の意見に自信がない」と理解する。自分の主張を言い切ることなく，解釈の余地を残すような書き方は，曖昧かつ著者の意見が揺らいでいる印象を与える。日本語で「……であろう」「……といってよいのではないかと思われる」「……とみてもよい」と書きたいような場合でも，「である」と書くべきである。「ほぼ」「たぶん」「らしい」といったぼかし言葉は本当に必要なのかどうか吟味し，必要なければ削ること。

❷ 英語の構成で書く
　日本語の文章は，各パラグラフを最後まで，時には論文を最後まで読まないと，内容構成，著者の主張を正確に理解することができない。文章の意味を早い段階で明確に確立する英文では，この書き方は許容されない。

189

❸英語は正確かつ明瞭であることが不可欠

　日本人の英文には「あえて読者に解釈を委ねる」書き方が見られる。日本語の文章の場合，「ここは読者が自分で補って読んでくれるだろう」という表現をしばしば目にする。しかし英語の場合，多少くどくても明白に考えの筋道を書かなければいけない。そして著者は一つ一つのセンテンスの目的を理解していなければいけない。"It"，"this"，"which"などのワードを使用する際は，それが何を指しているのか明確にしなければいけない。

❹文意のない不要な節や語は省く

　はっきり言い切ることができない考えや主張は読者に混乱を与えるだけなので，あえて言及しない。無駄なワードでセンテンスが長くなると読みづらく，一読して理解しやすい英文にならない。

　大切なのは，著者の主張が論理的に展開されていること，正確・明瞭・明確に書かれていること，そして自信を持ってはっきりと言い切るということです。

センテンスは短く

　センテンスは短ければ短いほど，意味不明となるリスクは下がります。1つのセンテンスが40ワード以上の場合，センテンスを2つにわけるか，少なくとも「；」(セミコロン) を使うほうがよいということです。平均して20ワード程度をめざすことを勧めています。さらに，大切なポイントとなるセンテンスは従属節ではなく，文頭に配置すべきとしています。日本人が書く英文の特徴，そして何がいけなくて，どう直したらよいのか，とても参考になるのではないでしょうか。

　なお，レゲット氏の論文では，ミクロ的な問題として次のような例が挙げられています。

避けるべき，あるいは使用に注意を要するワードとして，imageとconcreteを挙げています。

This may give some very concrete images.
このセンテンスを「これは非常に具体的なイメージを与えるかもしれない」という意味で書いたとすると，典型的なジャパニーズ・イングリッシュである。
This may give a very definite (clear) picture.
と書くべきである。

さらに冠詞については，日本人のみならず，多くのノンネイティブにとって難しいとしながらも，「誤用があっても普通は大して深刻な問題とはならない」としています。そして，以下のように述べています。

I would advise authors not to worry overmuch about 'a' and 'the'; there are many other points which deserve more attention.
［冠詞については心配しすぎないように；注目すべきことは他にたくさんある。］

この他にも，いくつか細かい指摘が掲載されているので，興味のある人には一読をお勧めします。

最後に，レゲット氏の指摘のうち，私が強調したいのは次の3点です。

❶日本語で論旨を展開するようなセンテンス配列・パラグラフ構成にはしない
❷あいまいな表現をせずに，はっきりと意見を主張する
❸Foolproof English（誰にでも理解できるよう，誤解されようのない正確な英語）に徹する

参考：翻訳に対するレゲット氏の指摘

　レゲット氏は，翻訳に対しても次のように指摘しています。

　「日本語の文章（それがどんなに名文であっても）を，たとえ完璧に翻訳したとしても，それが良い英文とはなりえない」

　当たり前ですよね。そもそも日本語の議論の進め方と，英語で言うlogical（論理的）とは構成そのものが違いますから。医学論文を投稿する際，翻訳業者に依頼する先生は，意外に多くいらっしゃいます。私はそうした翻訳済み原稿のチェックを依頼されることもあるのですが，"It is thought that……"のような表現をよく目にします。日本語原稿に「……と考えられる」と表現されていたことは容易に推測されます。しかしこの表現は，アクセプトを遠ざける冗長な表現として避けることが望ましいとされています。専門業者といっても，ほとんどの翻訳者は医師ではありません。ですから，著者の論文構成に仮に問題があってもそれを訂正することなく，著者の日本語文章に忠実に，そのまま英語で表現する人が多いのです。皆さんが翻訳業者に依頼する際は，最初から英語の論理構成で書かなければなりません。「論文は最初から英語で書くように」とよく言われるゆえんです。

文献

1）Leggett AJ：Notes on the Writing of Scientific English for Japanese Physicists. 日本物理学会誌. 1966；21（11）：790-805.

第4章 **アクセプトを遠ざける英語**

② ノンネイティブの英語

ポイント

▶ 英文ミスが少ない論文ほどアクセプトされやすいという報告がある。

▶ 英文ミスは主に文法，構文，語彙にわけられる。

▶ 英文が稚拙だとエディターは無意識にリジェクトする可能性がある。

英文ミスとアクセプト率の関係

前項では，日本人の英文ライティングについて説明しました。

では，日本人に限らずノンネイティブが書く英語にはどのような特徴があるのでしょうか。

そこで，興味深い論文を紹介したいと思います。

"Language and publication in "Cardiovascular Research" articles" というタイトルで，Cardiovascular Research（2023年のインパクトファクターは10.2）という循環器の専門誌に掲載された論文です[1]。

概略を把握して頂くために，アブストラクトの要約を示します。

背景：英語を母国語としない著者が書いた論文は，英語を母国語とする著者が書いた論文よりも，アクセプト率が概して非常に低い。受理される最大の理由は，論文の質の高さであることに間違いはない。しかしエディターは，本当に内容の質だけで判断しているのだろうか？ 英語を母国語とする著者は，英語を母国語としない著者よりも多くの論文を発表しているので，エディターは言語で差別しているのではないだろうか？ そこで我々は，Cardiovascular Research (CVR) に投稿された論文の言語上の間違いを調査することにした。

方法：1999年と2000年に投稿された120報の医学論文の言語上の間違いを調査した。言語上の間違いを，文法の間違い，構文の間違い，語彙の間違いと大きく3群に分類し，さらにそれぞれを細分化して検討した。調査は著者の国籍を伏せて行われた。間違いを指摘された箇所が他の調査員にはわからないよう配慮した。調査の信頼度を高めるために，1回目の調査後にクロスチェックを行った。

結果：コントロール群（米国と英国の著者の論文）はアクセプト率も間違い率もほぼ同等であり，言語が論文の受理に影響する客観的な要因であることがわかった。アクセプト率と間違いの多さとの間に直接的な関連性はなかったが，**下手な英語で書かれた原稿は高いリジェクト率と関連することが示唆された。米国と英国の著者の論文のアクセプト率は30.4％で，他のすべての国よりも高かった**。最もアクセプト率が低かった国はイタリアで9％であった。イタリアは間違い率も最も高かった。

考察：原稿のリジェクトには多くの要因が関与していると考えられる。しかし我々は，**不注意に書かれた原稿は，論文の受理あるいはリジェクトに直接的あるいは潜在的な影響を与える可能性がある**ことを発見した。科学的価値が同等である場合，下手に書かれた論文が受理される可能性は低い。 これは論文のリジェクトに関与したエディターが，必ずしも言語の問題をリジェクトの動機として認識していなくても同様である。言語エラーの種類とカテゴリーをさらに詳しく調査する必要がある。さらに我々は科学論文における標準化されたガイドラインの導入を提案する。

この論文では，アクセプト率と間違い率（英文ミスの数）に直接の関連性はなかった（論文の採否は内容の良し悪しで決定されている）としながらも，ミスが少ない論文ほどアクセプトされやすい傾向があることを指摘しています。「それはそうだろう」ということが，データで示されたわけです。調査対象となった8カ国を，アクセプト率の高かった国から順に並べると次のようになります。それぞれアクセプト率および1論文当たりのミスの数の平均値を表1[1)]に提示します。

表1 アクセプト率とミスの数

国	アクセプト率 (%)	1論文当たりのミスの数
米国	31.8	21.9
英国	29.0	23.1
フランス	26.2	43.1
ドイツ	23.6	41.1
スペイン	19.6	37.9
日本	16.7	36.9
スウェーデン	11.6	35.0
イタリア	9.0	48.6

（文献1をもとに作成）

1論文当たりのミスの数が少ないほど，アクセプト率が高い傾向にあることがわかると思います。それでは各カテゴリー別にみていきましょう。

カテゴリー別の英文ミス

Grammatical errors（文法ミス）

　Passive-active ratio（態），Tense（時制），General grammatical errors（一般的な文法ミス）にわけて検討されています。

　態については，本研究の対象となるそれぞれの論文で，受動態／能動態の比率が算出されています。各セクション別に見たこの比率は，Abstract 0.6，Introduction 0.7，Materials and methods 2.0，Results 0.67，Discussion 0.6となっています。この結果は皆さんの予想通りだと思います。各センテンスにおいて，いちいち主語を明らかにする必要がないMaterials and methodsでは，受動態が多く使われる傾向があります。また，投稿者の国別にみた場合，比率が最も高いのはドイツで0.97，最も低いのが米国とスウェーデンで0.58でした。ちなみに日本は0.69です。興味深い点として，米国は0.58と低いのに対して，英国は0.78とやや高い傾向がありました。単純にネイティブだからといって受動態の使用比率が低いわけではないようです。なお，受動態／能動態の比率はアクセプト率に直接の影響はありませんでした。

　時制に関しては，「何が正しくて何が間違いか」のコンセンサスが得られにくかったとしています。同じネイティブでも米国より英国の著者のほうが，より複雑な時制の使いわけをする傾向がありました。明らかな誤用を除くと，時制に関しては単純に論ずることはできず，さらなる検討を要すとしています。

一般的な文法ミスである3人称単数現在，複数，前置詞などに関するミスは，投稿前の段階で英語ネイティブの同僚や，プロの翻訳者によって修正するべきとしています。この類いのミスは，"sloppiness"（だらしない）と表現されており，ミスの多いイタリアからの論文アクセプト率が低いのは驚きに値しないとされています。やはり単純な文法ミスは極力避けなければなりません。ちなみにこの単純ミスの数は，1論文当たり，米国が2.1，英国が2.4，イタリアが13.9，日本は6でした。

Structural errors（構文ミス）

　このカテゴリーで取り上げられているのは，Long sentences（センテンスの長さ）とWord order（語順）です。センテンスが長くなりすぎると途中で主語がわかりにくくなり，文意の把握が困難になるので避けるべきとしています。この傾向はドイツ，フランスに多く，他国に比べて長文の量が2倍だったとのことです。センテンスが長くなるようなら，単純に2～3つのセンテンスにわけることを示唆しています。

　不適切な語順も，文意の把握を困難にする要因として挙げられています。分離不定詞や場違いな従属節などが含まれます。この種のミスは，1論文当たりフランスが5.4，イタリアが4.3と多く，日本は2.6，米国は0.6と

最少でした。

Lexical errors: word choice（不適切な語彙）

　このカテゴリーにはJargon（業界用語）とNoun misuse（名詞の不適切使用）が取り上げられています。Jargonはさらに次の3つに分類されています。❶紛らわしい言葉，❷不正確な言葉，❸不要な言葉です。それぞれ例を挙げてみましょう。

❶pediatric patient → child
❷evidenced → showed
❸The above mentioned → These

よりわかりやすい表現や単語を使うべきことを指摘しています。

　Noun misuseも3つに分類されています。❶形容詞型，❷副詞型，❸動詞型です。これも例を見てみましょう。

❶The termination of → finished
❷In recent years → Recently
❸are in agreement with → agree

英語で誤解なく意味を伝える最も強力な品詞は，動詞であることを示唆しています。

　著者らが論文の書き方で重視しているのは，**簡潔でわかりやすいという**

ことです。

　この研究で指摘された重要なポイントは，次の3つです。

❶間違いの多い原稿は，却下される率が高い
❷内容が同等レベルである場合，間違いの多い原稿が受理される可能性は低い
❸リジェクトの理由は英文法・語法の間違いである可能性がある。エディターは，稚拙な英語で書かれている原稿を無意識にリジェクトしている可能性がある

　なお，本論文の締めくくりとして著者らは，科学論文ライティングに関する標準化されたガイドライン導入の必要性を説いていますが，単純にマニュアル化されたものはいまだ公表されていません。このようなガイドラインがあれば，日本人のみならず，多くのノンネイティブにとって，医学／科学論文の作成がしやすくなるのではないでしょうか。難しいのは百も承知ですが，医学英語に携わるプロフェッショナルの1人として，このようなガイドライン作成プロジェクトに参加したいものです。

文献

1）Coates R, et al：Language and publication in "Cardiovascular Research" articles. Cardiovasc Res. 2002；53(2)：279-85. PMID：11827675

第4章　アクセプトを遠ざける英語

③ 投稿前の確認事項

ポイント

▶ 投稿前確認をルーチンにする。

▶ 自分なりの確認事項を決めておく。

▶ 文意が同じであれば，短く簡潔なセンテンスを選ぶ。

ワンセンテンスのワード数には敏感に

　Adrian Wallwork は著書 "English for Writing Research Papers" で，センテンスの適切な長さについて言及しています[1]。「1つのセンテンスを構成するワード数は25程度が望ましく，各センテンスのワード数はなるべく30以下にすること。もし30ワードを超えるセンテンスがあったとしても，論文全体で3〜4箇所以下にすること」というものです。さらに，「andやbutなどの接続詞，whichを使った関係詞，in order toなどの句を含むことで1つのセンテンスが長くなっている場合は，センテンスを2つに分割できないか検討すること。カンマ，セミコロンは最小限にとどめ，できるだけピリオドを使ってセンテンスを分割すること」を勧めています。

虚辞 (expletive) の使用を避ける

　虚辞というのは，それ自体は独立した意味を持たない語や句を総称する文法用語です。具体的にはThere, Here, It＋be動詞などで始まる，センテンスの文頭にくるワードのことです。"「There is」「There are」「There

200

have been」などは虚辞に当たります。よく見かける例として，There is growing interest in the analysis of ……のようなものがあります。**虚辞を使用したセンテンスは，受動構造や状態動詞（be動詞など）で構成されることが多く，文意が弱くなる傾向があるので，できるだけ避けることが好ましいとされています**[2]。

先のセンテンスの場合，次のように書くほうが望ましいということです。

× There is growing interest in the analysis of ……
○ More and more (A growing number of) researchers have paid attention to the analysis of ……

また，日本人の英文によくみられるItを形式主語にしたセンテンスにも注意が必要です。たとえば下記のようなセンテンスは，典型的な冗長表現とされています。使いすぎに注意しましょう。

It was noted that ……
It was shown to be ……
It has been shown that ……
It has been found that ……

It is ……の構文は，副詞や助動詞を使って次のように表現を短くすることで，意味はより明瞭になり，読者の負担が減るということは知っておいて損はありません。

意識してチェックするようにしましょう。

201

It is thought that A may cause B. → A is thought to cause B.
It is clear that A will cause B. → A will clearly cause B.
It is surprising that A caused B. → Surprisingly, A caused B.
It is possible that A will cause B. → A may cause B.

各名詞の前をチェックする

　英文チェックの際，形容詞や副詞はさほど難しくありません。動詞も文法的には難しくありませんが，より適切なワードはないか少しだけ検討する余地があります。

　たとえば，These data show that ……の場合，show以外にもsuggest，indicate, demonstrate, confirmなど他の動詞のほうが適切ではないか，投稿前に一度は検討する価値があります。

　一方で注意深いチェックが必要なのが，名詞です。というのは，日本人が苦手な冠詞選択に直結するからです。最終的にはネイティブチェックに任せればよいと割り切ってしまえばよいのかもしれませんが，最低限意識しておくべきことに，可算名詞 [C] と不可算名詞 [U] があります。医学論文でもよく使われる"information"や"evidence"などが不可算名詞であることはよく知られています。受験英語でも民間の英語試験でもよく出題されるので，"an information"，"informations"や"an evidence"，"evidences"のように間違える人はいないと思います。とはいえ，同じ名詞でも [C] と [U] の両方の意味で使われるものもあります。**迷った場合は，今一度辞書を確認するのがよいと思います**。いまだに私は辞書が手放せません。

さて，[C] か [U] かの判断ができれば，あとは次のように進めます。

[C] の場合

　まず単数か複数か確認し，次に適切な冠詞を選択する，という順で考えます。

　たとえば，"guideline" [C] の場合，自分の意図が単数か複数かを確認します。

　仮に単数で使う場合，

> 何を指しているか相手がわかる場合は（the をつける）
> "the guideline"
> 何を指しているか相手がわからない場合は
> "a guideline"

となります。

　複数で使う場合，

> 何を指しているか相手がわかる場合（the をつける）
> "the guidelines"
> 何を指しているか相手がわからない場合は
> "guidelines"

のように無冠詞＋複数形になります。

　したがって，可算名詞の場合，定冠詞 "the"，不定冠詞 "a" がなく，複数形 "－s" にもなっていない場合は，文法ミスの可能性が高いので確認して下さい。自分の文章を読み直す際，文法チェックは当然していると思いますが，名詞に関してはしっかりと注目するようにして下さい。

[U] の場合

単数，複数の概念がないので定冠詞 "the" がつくか否かの判断だけです。

- 何を指しているか相手がわかる場合は，the をつける
- 何を指しているか相手がわからない場合は，何もつけない（すなわち無冠詞）

たとえば information の場合，論文内（レターも含む）では，"information" か "the information" のどちらかの形となります。

通常，a piece of ……などをつける必要はありません。

代名詞のチェック

文章中に "it"，"that"，"they" などの代名詞を使っている場合，読者が誤解する可能性がないか確認しましょう。代名詞の位置や使い方によっては，前のセンテンスやパラグラフを読み返す必要があり，読者に負荷をかけることになります。そこで，**代名詞は単独で使うのではなく，常に名詞とセットにして使用することが好ましいと指摘する専門家もいます**[2]。学会のポスターセッション，PowerPoint を使用した講演などでは，"This shows that ……" や "This indicates that ……" などのほうが流れもよく，スムーズに聞こえます。しかし論文の場合は，"These results show that ……" や "This outcome indicates that ……" などのように，名詞とともに書くようにしましょう。

名詞構文を避ける

動詞を名詞化して使用されたセンテンスを，名詞構文と言います。

たとえば「医学の進歩は著しい」と表現する際，"The development of medicine is remarkable."のように表現する人がいます。

文法的にはまったく問題ありませんが，このセンテンスは動詞developが名詞developmentに変換されており，典型的な名詞構文に当たります。

アカデミックライティングのみならずライティングに関する多数の著書を持つオークランド大学名誉教授のHelen Swordは，上記の"development"のように名詞化されたワードを「zombie nouns（ゾンビ名詞）」と呼び，理由として次のように述べています[3]。

"They cannibalize active verbs, suck the lifeblood from adjectives and substitute abstract entities for human beings."
[能動的動詞を共食いさせ，形容詞から活力を吸い取り，人間の代わりに抽象的な実態を置く。]

センテンスの活力が失われるため，避けるほうがよいということです。

"The development of medicine is remarkable."というセンテンスには，もう1つ問題があります。"develop"という動詞が名詞化されているため，センテンス内の動詞が，"is"になっています。このような"is, are, am, was, were, being"などは状態動詞（static verb）に分類されますが，動作動詞（action verb）によってもたらされる文意の活力が減じるとされています。もちろん，状態動詞なしで文章を書くことはできません。しかし，**生き生きとした文章を書くためには，動作動詞で表現できるセンテンスはなるべく動作動詞で書きましょう。**

ちなみに先の英文は，動作動詞を使って次のように修正できます。

Medicine develops remarkably.

"The development of medicine is remarkable." の6ワードに対して，3ワードで収まります。メディカルライティングでは，**同じ内容ならできるだけ短文のほうがよい**とされます。投稿先であるジャーナル側にとっても，ワード数は少ないほうが好まれます。

次のような場合も名詞ではなく，動詞を使って表現しましょう。センテンスが力強くなり，語数も削減できて理解しやすくなります。

We conducted a survey → We surveyed ……

Drug A showed an improvement …… → Drug A improved ……

A is an indicator of B. → A indicates B.

より簡潔な表現はできないか確認する

同じ意味であれば次のようにすると，字数も節約でき，よりわかりやすくなるということです。

Sample A and B were examined at the same time. → Sample A and B were examined simultaneously.

文頭の接続詞について検討する

米国の著名な著述家であり，ニューヨーク・タイムズ紙で長年コラムニストとして活躍したWilliam Saffireは，"More good advice for scientific writing" の要素のひとつに "Don't start a sentence with a conjunction!"

を挙げています[4]。**科学論文ではセンテンスの書き始めを，"And ……"や "But ……"のように書き始めないほうが好ましいということです。**しかし，このように書き始めるセンテンスは医学論文の場合，今でも比較的よく見られます。基本的には，自分が投稿するターゲットジャーナルの様式に従うのがよいと思います。

形容詞・副詞の使いすぎに注意

『ハックルベリー・フィンの冒険』の著者であるMark Twainの言葉に，次のものがあります。

> When you catch an adjective, kill it. No, I don't mean utterly, but kill most of them — then the rest will be valuable. They weaken when they are close together. They give strength when they are wide apart.
> ［形容詞を見つけたら，それを排除せよ。すべてとは言わない。しかし，できるだけ排除せよ。そうすれば残りは価値あるものとなる。形容詞は近づくと弱まり，間隔を空けると強固になる。］

医学論文には，著者の主観を示す形容詞・副詞がよく使われます。"interesting"（興味深い），"surprising"（驚くべき），"interestingly"（興味深いことに），"surprisingly"（驚くべきことに）などです。このような形容詞・副詞は，著者の主張を強調するために好んで使用される傾向がありますが，医学論文である以上，必要な箇所に絞らなければなりません。また，「有意な」という単語に"significant"がありますが，「非常に有意な」というつもりで"deeply significant"とか"extremely significant"と表現する人がいます。このような書き方は，過剰な強調表現という印象をエディターに与えるため，単に"significant"と表現することが望まれます。

207

投稿原稿の形容詞・副詞をチェックし，不要なものは削除しましょう。

Plagiarism（盗用）に注意

原著論文はもちろん，レターでも盗用は絶対にしてはなりません。盗用をチェックするソフトとして"iThenticate®"などが有名ですが，精度は年々向上しています。他の論文と同一のワード・表現が○○語以上（内容や表現によります）一致していると盗用とみなされ，即リジェクトされます。他の論文を引用する際は，しっかり内容を理解した上で，専門用語以外は適宜パラフレーズし，自分なりの表現に変換して書くようにしましょう。

外注した原稿も要チェック

外部の翻訳・校正業者に依頼すると，冠詞，前置詞，その他の文法ミスは修正されてきます。しかし，冠詞のつけ方でまったく文意が変わってしまうことはよくあります。校正者は英語には詳しくても，皆さん同様の専門知識を有するわけではありません。修正された英文であっても，必ず文意が皆さんの意図するものとして矛盾しないか確認しましょう。

最終原稿は集中して確認

何度か見直した原稿であっても，投稿前に印刷して確認すると，改めて修正箇所に気づくことがあります。アクセプトされるためには手間を惜しまないようにしましょう。

文献

1) Wallwork A：English for Writing Research Papers. 2nd ed. Springer Cham, 2016.

2) Yellowlees D, et al：The Biomedical Writer：What you need to succeed in academic medicine. Cambridge University Press, 2018.

3) Sword H：Zombie Nouns. The New York Times. July 23, 2012. [https://archive.nytimes.com/opinionator.blogs.nytimes.com/2012/07/23/zombie-nouns/]

4) William S：Fumblerules：A Lighthearted Guide to Grammar and Good Usage. Doubleday, 1990.

第4章　アクセプトを遠ざける英語

④ パンクチュエーションを究めよ！

ポイント

▶ パンクチュエーションを正しく理解する。

▶ パンクチュエーションの使い方を理解する。

▶ パンクチュエーションでレターに磨きをかける。

パンクチュエーションの効果的な使い方

　投稿されてきた論文を読むと，著者の所属を確認するまでもなく，エディターはすぐに著者がネイティブかノンネイティブかわかると言います。

　英文を書き慣れた人とそうでない人で差が出るものに冠詞と前置詞がありますが，パンクチュエーションもその1つです。パンクチュエーションは日本語の句読点に該当し，カンマ（コンマとも言いますが，本書ではカンマに統一），コロン，セミコロン，ピリオド（フルストップとも言いますが，本書ではピリオドに統一）などを指します。このパンクチュエーションが効果的に使われていると，英文を書き慣れた印象を読み手に与え，安心感を与えることができます。一方，パンクチュエーションの誤使用は文意をあいまいにし，アクセプトを遠ざけてしまうので注意が必要です。

　本項ではレター／コレスポンデンスを書く際，パンクチュエーションについて最低限知っていてほしいポイントのみ説明します。

コロン（：）

第3章4で紹介したAnnals of Internal Medicine（Ann Intern Med）のレターとThe Lancetのコレスポンデンスの例を見て下さい。

コモンレター（Ann Internal Med）の一例：第1パラグラフ，センテンス❷より

> Nobody knows what lies ahead, but there is one thing that people can accurately forecast in the next few decades：population structure.

アンコモンレター（Lancet）の一例：第1パラグラフ，センテンス❶より

> The magnitude 9·0 earthquake and subsequent tsunami that struck northeast Japan on March 11, 2011, posed a serious question："How should disaster-related deaths be prevented?"

前者は"population structure", 後者は"How should disaster-related deaths be prevented?"と，どちらもコロン前に書いた内容を，コロン後に具体的に示しています。このように書くことで，自分が主張したいこと（コロン後の内容）をコロン前の内容で説明すると同時に，読み手に対してわかりやすく強調することができます。自分の心の中で，**コロンを「すなわち」とか「つまり」と言い換えられるようであれば，コロンの使用を考えてみましょう。**

また，コロンは医学論文内で複数の例を列挙する際にもよく使われます。これについては次のセミコロンの項目で例示します。

211

セミコロン（；）

　文法的にセンテンスを区切る強さは，ピリオド＞セミコロン＞カンマ＞の順になります。英文ライティングに慣れている人は正確に使いわけができているのですが，多くの人はセミコロンの使い方が稚拙になります。一般的な文法書には，「ピリオドほど完全に文を終わらせたくはないが，カンマよりは文の流れを強く区切りたいときに使う」とか，「セミコロンを接続詞の代わりとして使用することで，2文の緊密性を表すことができる」のように説明されています。さて，皆さんはこの説明で，「なるほど，そういうことか」と，すぐに例文をつくれますか。

　たとえば，次のような英文です。
　　I like dogs; she likes cats.［私はイヌが好き。彼女はネコが好き。］
　もちろん文法的にはまったく問題ありません。

注：I like dogs; and she likes cats. のようにセミコロンのあとにandやbutを入れると文法的に誤りです。

　では，このセミコロンを通常の接続詞に変換してみましょう。
　ある人は，I like dogs, and she likes cats. とするでしょうし，他の人は，I like dogs, but she likes cats. とするかもしれません。

　すなわち，文意によって，セミコロンは"and"の意味にも"but"の意味にも取れてしまうということです。上記のような単純なセンテンスなら大した問題にはなりません。しかし，皆さんが投稿する医学論文やレターの場合，エディターやレビュワー，さらには読み手に誤解を与えるような

212

表現は極力避けなければなりません。このような理由から，**セミコロンをandやbutといった接続詞として使うことは避け，物事を列挙するときだけ使用するほうが効果的であると推奨する専門家もいます**[1]。

物事を列挙するときというのは，たとえば次のような場合です。

❶ ○○University accepts students from Tokyo, Japan; Beijing, China; Seoul, Korea; New Delhi, India.

なお，先ほどコロン（：）は複数の例を列挙する際にも使用すると説明しましたが，このセンテンスは次のように表現することもできます。

❷ ○○University accepts students from the following cities: Tokyo, Japan; Beijing, China; Seoul, Korea; New Delhi, India.

どちらの表現がよいかは文意にもよりますが，列挙する対象が多い場合は❷のほうが好まれます。**先にコロンで区切ることで，コロン以降は具体例の列挙というシグナルとなり，readability（可読性，読みやすさ）が高まるから**です。

また，セミコロンの過剰な使用が好ましくないとされるもう1つの理由があります。それは，センテンス内のワード数が無駄に増えてしまうという問題です。

先に例示した次のセンテンスを見て下さい。

　　I like dogs; she likes cats. （6ワード）

　　I like dogs. She likes cats. （3ワード＋3ワード）

このくらい単純で短いセンテンスなら問題ないのですが，原著論文はも

ちろん，レターであっても，ワンセンテンスはついつい長くなりがちです。無理にセミコロンでつないでセンテンス内のワード数が増えすぎると，読み手に不要な負荷をかけることになります。こういった理由からも，**センテンスを区切る際はやみくもにセミコロンを使うのではなく，ピリオドのほうが好ましいとされています**[1]。

　一方，密接に関連する2つのセンテンスを，therefore, thus, moreover, furthermore, howeverなどの接続副詞を間に入れてつなぐ際のセミコロンはトップジャーナルの論文でもよく使われます。ワード数が過多にならなければ問題なく使用できるので覚えておくと便利です。たとえば，The New England Journal of Medicine（NEJM）の次のようなセンテンスです[2]。

　The data for the main efficacy analyses were complete; therefore, no imputation for missing data was needed.
　[主要な有効性分析のデータは完全であった。したがって，欠損データの補完は必要なかった。]

カンマ（,）

　コロンやセミコロンは不慣れであまり使ったことがないという人でも，カンマを使ったことがないという人はいないと思います。普段なにげなく使っているカンマですが，カンマの有無や位置によって文意がまったく異なってしまうことがあります。

　Please call me Nao.［私をナオと呼んで。］
　Please call me, Nao.［ナオ，電話して。］

「カンマはセンテンス内のどこで使う？」と問われれば，普通は「文中の節と節，節中の句と句，句中の語と語」と答える人が多いのではないでしょうか。その通りなのですが，そう単純なものではないというのが実情です。英語論文を読み慣れている人や，何度も投稿論文の校正を受けている人は気づいていると思いますが，エディターや校正者によって，カンマの使用法に差があることはよく知られています。**実はカンマの使用に関しては，ライティングの専門家（もちろん英語ネイティブ）の間でも統一されていないのが現状です。**これはカンマには2つの流派があることに起因します。

　一方は口語にした場合の「間」を重視する学派，そしてもう一方はセンテンス内の意味的・文法的区切りを重視する学派です。これら2つの流派の考えが混在しているため，医学ジャーナルによってカンマのつけ方に（文意が変わらない範囲で）微妙な違いがあるのです。

日頃カンマについて非常によく聞かれる質問に，次のものがあります。

3つ以上の語，句などを並列して表現する際，次の❶と❷のいずれが正しいのかというものです。

❶A, B, and C.

❷A, B and C.

たとえば，次のようなセンテンスです。

❶She returned home, washed her hands, and entered the room.

❷She returned home, washed her hands and entered the room.

いかがでしょう。皆さんはどちらの書き方をしますか？

215

答えは「❶も❷もどちらも（文法的には）正しいとされている」が正解です。

「A, B, and C」のBの直後のカンマ，例文ではhandsの直後のカンマのことを「serial comma」と言います。このカンマの必要性の有無に関しては実は専門家の意見がわかれていますが，ネイティブを含め，多くのメディカルライターにはserial commaを使う人が多い印象を受けます。私もその1人です。理由はserial commaを入れるほうが，意味的にもセンテンスの内容がよりはっきり伝わること，そして「間」が入ることでより読みやすくなるからです。先ほど例に挙げた❶と❷のセンテンス，皆さんが実際に声に出して読んだ場合，どちらが読みやすく感じますか？

多くの英文ライターや翻訳者が文法書として使用する『The Elements of Style（4th ed）』には，次のようにあります[3]。

> In a series of three or more terms with a single conjunction, use a comma after each term except the last.
> [単一の接続詞を伴う一連の用語が3つ以上の場合，最後の用語を除く各用語のあとにカンマを使用する。]

なお，例外として会社名の場合は「Little, Brown and Company」のようにserial commaは通常省くとしています。

また『The Elements of Technical Writing』は，より具体的にserial commaについて言及しています[4]。

Today, writing authorities are divided as to whether the serial comma should be used. The major reference works on English grammar recommend using this comma. We agree. It can add clarity and make sentences flow more smoothly.

[今日，serial commaを使用するかどうかについて専門家の意見はわかれている。英文法に関する主要な参考書では，このカンマの使用を推奨しており，我々も同意する。(serial commaをつけることで) 文意がより明確になり，文章の流れもよりスムーズになる。]

　トップジャーナルのレター／コレスポンデンスや原著論文の場合，serial commaが使われているもの場合が多いものの，使われていない場合も散見されます。したがって，皆さんが投稿する際も，基本的にはご自身の判断でよいかと思います。なおserial commaに限らず，文体などで判断に困った際は，投稿先となるジャーナルの慣用に従うのが一番確実です。

　さて，論文校正の仕事をしていると，しばしば基本的なミスに遭遇します。次のようなケースは明らかに誤りですので注意して下さい。

❶独立したセンテンスをカンマでつないでしまうミス

× 　I like dogs, she likes cats.

○ 　I like dogs. She likes cats.

○ 　I like dogs; she likes cats.

❷2つのセンテンスをつなぐ重文の場合，接続詞の前にカンマが必要

× 　I like dogs but she likes cats.

○ 　I like dogs, but she likes cats.

217

❸複文の主節と従属節の間にはカンマを入れる

× Although I like dogs she likes cats.

○ Although I like dogs, she likes cats.

○ She likes cats, although I like dogs.

(although, though や対比を表す意味で使用する while の場合はカンマが必要です。)

❹接続副詞を複文で使用する場合, 副詞の前にはセミコロン, 副詞のあとにはカンマを置く

× I like dogs, however she likes cats.

× I like dogs, however, she likes cats.

○ I like dogs; however, she likes cats.

カンマは, その有無によって, 文意が ambiguous（あいまい）となるだけでなく, 著者の意図とまったく異なってしまうことがあるため注意が必要です。

正しく理解すべき関係詞の用法

医学論文でよく使用される関係詞と "such as" を例に, カンマについてもう少し説明します。

これはあくまで「仮に」の話ですが, 皆さんの勤務先の病棟に次のような指示が書かれていたと想像して下さい。

❶Do not give steroids which are diabetogenic.

A君は「ステロイドには糖尿病誘発性があるから, すべてのステロイドを使ってはならない」と考えました。

Bさんは「糖尿病誘発性のあるステロイドは使ってはならないのね。だったら糖尿病誘発性のないステロイドを選ばないと」と思いました。

どちらが正しいでしょう。もし皆さんだったら，ステロイドを使いますか？

実はこれは，誤解を招く可能性のある代表的な書き方であり，"ambiguous（あいまい）"と指摘されかねない典型的なセンテンスです。

A君のように解釈される可能性もあるし，Bさんのように判断される可能性もあるからです。英文法が得意な人は，何を言いたいかもうおわかりですよね。受験勉強や Test of English as a Foreign Language（TOEFL®テスト）などの試験で文法をよく勉強した医学生の人にもおなじみの話かもしれません。しかし，投稿前論文をチェックしていると，このような関係詞の使い方をする人は実に多いのです。

では，どのような書き方をすればよいのでしょう。

A君が理解したような意味にする場合は，次のように書かなければなりません。

❷ "Do not give steroids, which are diabetogenic."

また，Bさんが理解したような意味にする場合は次のように書くべきです。

❸ "Do not give steroids that are diabetogenic."

❷は"which"の前にカンマが入っています。関係代名詞のこのような使い方を「非制限用法」と言います。"which"以下は単に情報を追加しているだけで，この部分がなくてもセンテンスの意味は成立します。要するに"Do not give steroids,"だけでも意味は変わらない（ステロイドを使って

はならない）ということです。ちなみにA君が理解した意味をさらにはっきり，誤解しようがないように書く場合は次のように書きます。

"Do not give steroids, all of which are diabetogenic."

❸は"which"ではなく，先行詞を修飾する"that"が使われています。関係代名詞のこのような使い方を「制限用法」と言います。制限用法の場合，関係代名詞that以下の情報は必要不可欠なもので，この部分がなければセンテンスは成立しません。ちなみにBさんが理解した意味をさらにはっきり，誤解しようがないように書く場合は次のように書きます。

"Do not give only those steroids that are diabetogenic."

なお，❶のセンテンスも"which"の前にカンマが入っていないのだから，関係詞の制限用法なのではないかと言う人もいると思います。しかし，近年，関係詞を制限用法として表現する際は，読み手に誤解を与える余地がないよう"that"を使うというのが，米国その他で受け入れられているメディカルライティングの基本となっています。ネイティブでもこの点があやふやな人がいるので，外部業者に翻訳や校正を依頼した場合は必ずチェックして下さい。

レターにしても原著論文にしても，皆さんが英文を書く際，関係詞は欠かせません。関係詞を使用するときは，必ず「制限用法」か「非制限用法」なのか意識するようにして下さい。このような些細なことでエディターから"ambiguous（曖昧）"と指摘され，その他全文を読んでもらえない，あるいはこの著者の英語は稚拙といった偏見を持たれたりしたら非常にもったいないです。

さて，カンマの有無で文のニュアンスが変わってしまう例をもう1つ挙げましょう。皆さんが英文を書く際，非常によく使う "such as" です。

次のセンテンスを見て下さい。

❶ Yoko likes fruits such as apples and oranges.

ヨウコはリンゴやミカンが好きということですね。

では，ヨウコはイチゴも好きでしょうか？

「リンゴやミカンなどのフルーツが好きなのだから，当然イチゴも好きだろう」と思った人は注意して下さい。これも先ほどの関係詞同様，"such as" 以下は "fruits" を限定している書き方なのです。したがって❶のセンテンスは，「ヨウコはすべてのフルーツというわけではないが，たとえばリンゴとミカンなどは好きである」といったニュアンスになります。

一方で "such as" の前にカンマがつくこともあります。

❷ Yoko likes fruits, such as apples and oranges.

この場合，カンマ以下はあくまで「情報を補足」していることになります。カンマ以下の有無に関係なく意味は変わりません。すなわち，「ヨウコはフルーツ全般が好きである」ということで，その例としてリンゴとミカンを挙げているというニュアンスになります。

221

次にNEJMに掲載された次の文を見て下さい[5]。

The Veteran Affairs (VA) health care system offers some invasive procedures, such as cardiac angiography, at selected hospitals. This study showed that……
［退役軍人医療システムは，心臓血管造影などの侵襲的処置を一部の選ばれた病院で提供している。この研究は，……]

このセンテンスは "such as" の前にカンマがあります。したがって一例として心臓の冠動脈造影を挙げていますが，その他にも侵襲的な医療行為が提供されているということになります。ちなみに2つ目のセンテンスは，前項で注意したように（☞第4章3参照）指示代名詞の単独使用（This showed that ……）ではなく，This study showed that ……のように名詞とセットで使うことで，読者に誤解なく伝わるように書かれています[6]。

このように，カンマを打つ際は，必ず文意が自分の意図するものになっているかの確認が必要です。

誤用の多いハイフンとダッシュ

最後に，非常に誤用が多い，ハイフン (-) とダッシュ (—) の話をします。ここで1つ質問です。

原著論文では研究結果を示す際，多くの数値を提示します。レターも例外ではありません。「Rad-See」の要素であるData（データ），Statistics（統計値）を使う際など，著者の主張に説得力を持たせるために数字を具体的に示すことは非常に大切です。

では，数値の範囲を示す際，次のどれが正しいでしょう？

患者さんの平均年齢70歳（範囲：58から84）の場合

❶ The median age of the patients was 70 years (58～84).
❷ The median age of the patients was 70 years (58 – 84).
❸ The median age of the patients was 70 years (58-84).
❹ The median age of the patients was 70 years (58— 84).
❺ The median age of the patients was 70 years (58–84).

答えを示す前に，ハイフン (-) とダッシュ (—) について説明します。

ハイフン (-)

『The Elements of Technical Writing』には，次のようにあります[4)]。

When two or more words are compounded to form an adjective that precedes a noun, they are usually hyphenated.
[単語を2つ以上組み合わせて名詞の前に形容詞を形成する場合，通常はハイフンでつなぐ。]

要するに，

❶複数の名詞，形容詞，数詞をつなげて別の名詞を説明する形容詞にするとき

例：a 50-year-old man

❷接頭辞となる単語とそのあとの単語をつないで複合語にするとき

例：super-greying society

❸名詞，形容詞，前置詞などを結合して複合形容詞にするとき

例：state-of-the-art technology

223

このようにハイフンは名詞を形容するワードをつくる際に使用され，トップジャーナルにも多く見られます。NEJMに掲載された "Hydrocortisone in Severe Community-Acquired Pneumonia" には次のように使われています[7]。

Patients received state-of-the-art standard therapy for severe community-acquired pneumonia, including antibiotics and supportive care.
[患者は，抗菌薬や支持療法など，重度の市中肺炎に対する最先端の標準治療を受けた。]

また，"*Helicobacter pylori*, Homologous-Recombination Genes, and Gastric Cancer" では次のように使われています[8]。

Helicobacter pylori infection is a well-known risk factor for gastric cancer.
[ヘリコバクターピロリ感染は，胃がんの危険因子としてよく知られている。]

さらに，ハイフンは文字数を節約するテクニックとしても使うことができます。

たとえば「医師と患者さんの関係」という際，

The relationship between the physician and the patient（8語）

のように表現しますが，ハイフンを使うと

The physician-patient relationship（3語）

のように書くこともできます。

このような使い方は文字数制限の厳しいコレスポンデンスを投稿する際，とても有効です。トップジャーナルでも非常によく使われています。

また別のNEJMの掲載例を見てみましょう[9]。

> The possibility of stress-induced cardiomyopathy was first considered when the patient's echocardiogram showed a reduced LVEF.
> [患者の心エコー図で左室駆出率 (LVEF) の低下が示されたとき，ストレス誘発性心筋症の可能性が最初に考慮された。]

このセンテンスの場合，"cardiomyopathy (that was) caused by stress"や"cardiomyopathy due to stress"よりも"stress-induced cardiomyopathy"のほうが意味も伝わりやすく，文字数も大いに節約することができます。

ちなみにハイフンの使用数に制限はありません。たとえば，次の場合，ハイフンは4つです。

A once-in-a-hundred-years economic crisis has occurred.
[100年に1度の経済危機が起きた。]

さらにこの場合も，ハイフンを7つも使っていますが文法上は問題ありません。

I'm worried about her "I'm-the-most-beautiful-woman-in-the-world" attitude.
[私は彼女の「この世で1番の美女は私」みたいな態度が気になる。]

このように複合形容詞をつくる場合や，複合語をつくってワード数を節約したい場合にハイフンは非常に便利です。皆さんのライティングにもぜひ取り入れて下さい。

ダッシュ (—)

ダッシュというと，（—）を思い浮かべる人が多いと思いますが，実はダッシュには4種類あります。en dash（エンダッシュあるいはエヌダッシュ），em dash（エムダッシュ），そして2-em dashと3-em dashです。記号で表示すると，それぞれ（-），（—），（——），（———）となります。このうちレターその他の医学論文で通常使用されるのはen dash（-）とem dash（—）ですので，この2つについて説明します。

en dash

数値の範囲を示します。

『A manual for Writers of Research Papers, Theses, and Dissertations』の中に "Dash" と "Multiple Dashes" に関する説明があります[10]。

A dash is an elongated hyphen used to set off text in a way similar to but more prominent than commas or parentheses.
[ダッシュはカンマや括弧と似ているが，より目立つ方法でテキストを際立たせるために使用される細長いハイフンだ。]

さらに，医学論文では "from-to" の意味で使います。

There is a second type of dash, called an en dash that is used in published works to mean "through," usually in connection with numbers or dates.
[2つ目のタイプのダッシュはen dashと呼ばれ，出版物で「〜を通して」という意味で使用され，通常は数字や日付に関連して使用される。]

226

そして注意を要するポイントとして，"Do not leave space on either side of the dash"（ダッシュの両サイドにスペースは入れてはならない）とあります。

さて，ここで先述の質問の答えです。
患者さんの平均年齢70歳（範囲：58から84）の場合

❶ (58～84)
❷ (58 – 84)
❸ (58-84)
❹ (58— 84)
❺ (58–84)

❶：～はチルダで「58から84」という意味になりますが，英語のチルダは「約」とか「およそ」という意味であり，数値の範囲を示しません。したがって❶は誤りです。

❷：ダッシュの両サイドにスペースがあり，誤りです。

❸：スペースはありませんが，ハイフンが使われているため誤りです。

❹：スペースはありませんが，em dashが使われているため誤りです。

❺：en dashが使われ両サイドにスペースもなく，これが正解です。

em dash

補足的な説明を加える・トーンを変える・強調効果を狙うといった目的でカンマ，コロン，括弧同様にセンテンス内を区切る際に使います。

たとえば，次のようなセンテンスです[11]。

I know the health effects of violence and exclusion — a more subtle form of violence — whether they occur inside the workplace or outside, in our homes or neighborhoods.
[職場の内外，家庭か近所いずれで発生するかに関係なく，私は暴力と排除 (より巧妙な暴力の形態) が健康に及ぼす影響を理解している。]

ダッシュとカンマ，コロン，括弧との違いについて『The Elements of Style (4th ed)』には次のようにあります[3]。

A dash is a mark of separation stronger than a comma, less formal than a colon, and more relaxed than parentheses.
[ダッシュはカンマよりも強力で，コロンほどフォーマルでなく，括弧よりもリラックスした分離記号だ。]

とはいえ，この説明でそれぞれ使いわけできる人は少ないのではないでしょうか。さらに同書には次のようにも記されています[3]。

Use a dash only when a more common mark of punctuation seems inadequate.
[ダッシュは，より一般的なパンクチュエーションでは不適切と思われる場合にのみ使用する。]

『AMA Manual of Style (10th ed)』の説明には次のようにあります[12]。

Em dashes are used to indicate a marked or pronounced interruption or break in thought. It is best to use this mode sparingly; do not use an em dash when another punctuation mark will suffice, for instance, ……
[Em dashは，顕著あるいは明確な中断または思考の休止を示すために使用する。このモードは控えめに使用するのがベストである。別のパンクチュエーションで十分な場合はem dashは使ってはならない。たとえば ……]

また，『Medical Writing: A Prescription for Clarity (3rd ed)』にも同様に，はっきりと "Dashes should be used sparingly"（ダッシュは控えめに使用すべき）と記されています[13]。

少し説明がくどくなりました。要するに「ダッシュは不用意に使用しないほうがよい」ということです。論文校正の際，意外に多くの人がem dashを使用する印象があるので，あえてしつこく書きました。「何かを強調する際はダッシュ」のように理解している人が多いようですが，より適切な表現はないか，一度立ち止まって検討するのがよいと思います。先ほどNEJMの例[11]を紹介しましたが，これはPerspective（展望）に掲載された論文で，論説の一種です。著者の所属は，American Medical Associationとなっているので，このダッシュに関してはおそらく修正されることなくアクセプトされていると思います。しかしネイティブの中にも，このセンテンスにダッシュを使うことなく別の表現で書く人は多いと思います。

ダッシュについてまとめまると，皆さんがレターを投稿する際に使用するのは，数値の範囲を示すen dashのみ，それ以外のダッシュは基本的には使用しないのがベターということです。

参考：ダッシュの入力方法

　Microsoft Wordでen dashとem dashを入力する方法について説明します。

en dash

- **方法1：Unicodeを使用する**

　①Unicodeの文字番号「2013」を入力する。

　②カーソルを移動させずに「Alt」と「X」を同時に押す。

　③文字コード番号がen dash「–」に変換される。

- **方法2：「ハイフン」キーを使用する**

　①キーボードにある数字「0」の右側にある「ハイフン」キーを確認する。

　②たとえば「NEJM-Lancet」と入力したい場合，NEJM→スペース→ハイフン→スペース→Lancetの順に入力する。「NEJM - Lancet」

　③そのままEnterキーを押すと，自動的にハイフンがen dashに変換される。「NEJM – Lancet」

　④前後のスペースをDeleteキーで削除すると完成。「NEJM–Lancet」

em dash

- **方法1：Unicodeを使用する**

　①Unicodeの文字番号「2014」を入力する。

　②カーソルを移動させずに「Alt」と「X」を同時に押す。

　③文字コード番号がem dash「—」に変換される。

- **方法2：「ハイフン」キーを使用する**

　①キーボードにある数字「0」の右側にある「ハイフン」キーを確認する。

　②たとえば「NEJM— Lancet」と入力したい場合，NEJM→ハイフン→

ハイフン→Lancetの順に入力する。「NEJM--Lancet」

③そのままEnterキーを押すと，自動的にハイフンがem dashに変換
されて完成。「NEJM—Lancet」

文献

1) Wallwork A：English for Writing Research Papers. 2nd ed. Springer Cham, 2016.

2) Xiong Y, et al：Tenecteplase for Ischemic Stroke at 4.5 to 24 Hours without Thrombectomy. N Engl J Med. 2024；391(3)：203-12. PMID：38884324

3) Strunk W, et al：The elements of style. 4th ed. Longman, 1999.

4) Blake G, et al：The Elements of Technical Writing. Longman, 1993.

5) Petersen LA, et al：Regionalization and the underuse of angiography in the Veterans Affairs Health Care System as compared with a fee-for-service system. N Engl J Med. 2003；348(22)：2209-17. PMID：12773649

6) Yellowlees D, et al：The Biomedical Writer：What you need to succeed in academic medicine. Cambridge University Press, 2018.

7) Dequin PF, et al：Hydrocortisone in Severe Community-Acquired Pneumonia. N Engl J Med. 2023；388(21)：1931-41. PMID：36942789

8) Usui Y, et al：*Helicobacter pylori*, Homologous-Recombination Genes, and Gastric Cancer. N Engl J Med. 2023；388(13)：1181-90. PMID：36988593

9) Sargsyan Z, et al：Case 9-2024：An 84-Year-Old Man with a Fall. N Engl J Med. 2024；390(12)：1129-39. PMID：38507756

10) Turabian KL：A manual for Writers of Research Papers, Theses, and Dissertations：Chicago Style for Students and Researchers. 7th ed. University of Chicago Press, 2007.

11) Maybank A：The Plight of DEI Leaders - Heavy Expectations and Limited Protection. N Engl J Med. 2024；390(14)：1258-60. PMID：38507747

12) AMA Manual of Style Committee：AMA Manual of Style：A Guide for Authors and Editors. 10th ed. Oxford University Press, 2007.

13) Goodman NW, et al：Medical Writing：A Prescription for Clarity. 3rd ed. Cambridge University Press, 2009.

コラム

鳩山論文の教訓

　英語は国際語です。単に欧米社会で使用されている「英語（米語）」ととらえるのではなく，世界共通語と考えなければならない時代になりました。本書で取り上げているアカデミックライティングのポイントを一言で言うと，「最初に要点を提示し，その後に根拠を示す」ということです。このことを例示している面白い話があるので紹介します。

　2009年9月17日の朝日新聞に掲載されたオピニオンです[1]。「鳩山論文の教訓：発信は英語の論理構成で」という題名で，著者は立教大学名誉教授の鳥飼玖美子氏です。内容は，自民党から民主党に政権交代した際，鳩山新総理の抱負が記された「私の政治哲学」という論文（いわゆる「鳩山論文」）に関する記述です。ホームページには，日本語文書を原文通りに英訳した文章が掲載されました。なんと5,000語を超える長文です。原文を日本語で読むと違和感はないものの，原文通りに英訳された文章は，冗長で非常にポイントがつかみにくいものでした。さて，この長文，政府の了解を得て要約したものを米国のNew York Times紙が掲載しました。読者を「米国人を始め英語で記事を読む人々」と定め，「鳩山氏が何を主張しているのか」に絞って要約された結果，英文として非常に読みやすいものになりました。

　英語の論理構成では最初に最も重要な主張を提示します。そして，根拠を示しつつ，補強しながら自分の論理を展開します。要約版はまさに不要な部分を削除し，重要な論点に焦点が絞られており，英語として自然な論理構

成となった結果，インパクトのある論文になったわけです。

　医学論文は言うまでもなく，ビジネス文書，ホームページやブログ，そしてメールに至るまで，**私たちが世界に向けて何かを発信する際に大切なのは，何事も「英語の構成」で書くことです**。論文を書く際，「まず日本語で書いてから英訳する」のではなく「最初から英語で書く」ほうが，より自分の考えを反映しやすく効率が良い理由はここにあります。外部の翻訳会社などに論文の英訳を依頼する際は，納品されてきた英文を慎重に確認するようにしましょう。

文　献

1) 鳥飼玖美子：鳩山論文の教訓：発信は英語の論理構成で. 朝日新聞朝刊オピニオン「私の視点」9月17日. 2009, 21.

コラム

思ったより歴史がある アカデミックライティング

　皆さんは「ハンバーガー・エッセイ（Hamburger Essay）」という言葉を聞いたことがありますか。これは，序論・本論・結論の3つのパートで構成するエッセイのことで，米国では小学校から教育されるそうです。**序論で述べた主張に対して3つの論拠を示し，序論，本論1，本論2，本論3，結論のように5つのパートで構成した場合は，「ファイブパラグラフ・エッセイ（5 Paragraph Essay）」**と呼ぶこともあります。自らの主張を誤解なく相手に伝え，説得するための技法として使われるライティング技法です。米国など，欧米の大学に留学する際に求められるエッセイや，TOEFL®テストなどのライティング・セクションで高評価を得るためには，この構成で書く必要があります。起源は米国を中心としたアカデミアかな，と思っていたのですが，実はこの技法，かなり歴史があるようです。

　NHKに「100分de名著」という番組があります。この番組でアリストテレスの「ニコマコス倫理学」が紹介され，面白かったので関連書籍を読んでみました。『弁論術』という本です。簡単にすらすら読める本ではなく，途中飛ばし読みをしたのですが，この中にまさにハンバーガー・エッセイを想起させる記述がありました。論理的に相手を説得するためには，次のような配列にすべきという内容です。

❶序論 ➡ ❷主題提起 ➡ ❸説得 ➡ ❹結び

アリストテレスによると，「効果的な弁論とは，相手の注意を喚起しつつ自らが論じる主題を提示し，説得力ある論拠を示し，自分の主張が正当であることを結論づける」というものです。まさにハンバーガー・エッセイの序論・本論・結論です。この技法，思ったよりも歴史があったのですね。

文 献

1) アリストテレス弁論術：戸塚七郎，訳．岩波文庫，1992.

索引

欧文

A

Attaboy **88**

Authority **137**

C

CEFR **26**

ChatGPT **38, 42**

CLIL **69**

Coherence **139**

Cohesion **139**

Commentary Letter **101**

D

Data **137**

Differing perspective **91**

Disagreement **92**

Drafting **174**

E

ECFMG **44**

em dash **228**

en dash **226**

English-Medium Instruction (EMI) **75**

Example **137**

Experience **137**

expletive **200**

F

Foolproof English **126, 191**

G

Gotcha **94**

Grammarly **42**

Grammatical errors **196**

H

h-index **9**

I

IELTS™ (テスト) **31**

IF数式 **6**

Impact Factor (IF) **4, 121**

IMRaD **97, 104**

L

Lexical errors: word choice **198**

M

Medical Education Journal **73**

O

Occupational English Test (OET) **44**

P

Plagiarism **208**

Planning **172**

Polishing **175**

PubMed® **86**

R

Rad-See **135, 136, 158, 222**

Reference **137**

Research letter **97**

Response Letter **101**

Revising **175**

S

Something that must be shared **94**

Something to add **90**

Statement of concern **93**

Statistics **137**

Structural errors **197**

T

TOEFL® (テスト) **24, 31**

　── の活用法 **38**

　── iBT® **25, 31**

　── ITP® **25**

TOEIC® (テスト) **32**

Transformed review article **97**

U

Unity **139**

和文

あ

アウトライン構成 **169**

アカデミックライティング **127**

アクセプト **120**

アンコモンレター **124**

　── の型 **124**

　── を書く際のポイント **142**

い

イントロダクション **127**

　── の内容 **129**

インパクトファクター **4, 121**

医師国家試験における英語問題 **57**

一般叙述部 **128, 130**

え

エディター **125**

　── キック **7**

英検（実用英語技能検定） **30, 32**

英語資格試験 **30**

英文ミスとアクセプト率 **193**

英文ライティング **172**

お

オーサーシップ **18**

　ギフト── **19**

オープニングセンテンス **150**

か

カバーレター **110**

カンマ **154, 214**

可算名詞 **202**

関係詞 **218**

き

虚辞 **200**

け

形容詞・副詞の使い過ぎ **207**

こ

コモンレター **104**

　── 作成のステップ **108**

　── の型 **104**

　── の選定過程 **118**

コロン **211**

コンクルージョン **127**

　── の5つの構成要素 **141**

237

コンクルーディングセンテンス **135**

さ

サポートセンテンス **135**

せ

セミコロン **212**

世界4大医学誌 **5**

接続詞 **206**

た

ダッシュ **226**

　　──の入力方法 **230**

代名詞 **204**

と

トピックセンテンス **134**

トピック選択 **169**

投稿規定 **143**

盗用 **208**

動作動詞 **205**

に

日本人の英語 **186**

ね

ネットワークづくり **182**

は

ハイフン **223**

パラグラフライティング **178**

ふ

フックセンテンス **150**

不可算名詞 **202**

ほ

ボディー **127**

め

メンター **45**

名詞構文 **204**

ら

ライティングの学習法 **41**

り

リジェクト **120**

リバイズ **118**

れ

レター **84**

　　──の評価 **86**

　　──の分類 **87**

レビュワー **183**

ろ

論題叙述部 **128, 130**

論文生産性 **21**

わ

ワードの定義づけ **165**

おわりに

「これって先生のことですか？」最近，一般の人からも聞かれることがあります。近年ミリオンセラーとなった『FACTFULNESS（ファクトフルネス）』という書籍の出典に，私の名前があることに気づいた人たちからです。著者のハンス・ロスリングはスウェーデン出身の医師であり，Lancetを愛読していたようです。やはりトップジャーナルは読者層が広いですね。アカデミアに無関係な臨床医がトップジャーナルに名前が掲載されることのメリットは多々ありますが，ちょっとした名刺代わりになるというのも，そのうちのひとつかもしれません。

さて，本文中にも記しましたが，トップジャーナルのレターセクション採択率は良くて10％程度です。中には「投稿してもどうせアクセプトされないから時間の無駄」と言う人もいるかもしれません。そこで，**本書で紹介したライティング手法，パラグラフの構成・展開法，主張を裏づける「Rad-See」は様々な場面に応用でき，もしかすると皆さんを想定外の活躍の場に導くかもしれない**というお話を最後にさせて頂きます。あと少しお付き合い下さい。

皆さんが投稿したレターが仮にリジェクトされた場合，そのまま何もしなければ時間の無駄に終わるかもしれません。しかし，そのレターには医療行政，医学教育などグローバルヘルス向上に役立つ皆さんの考えが集約されています。トップジャーナルのどれかでリジェクトされても，推敲すれば他のものでアクセプトということも十分あります。仮にすべての医学誌でリジェクトされたならば，医学誌以外に投稿するもよし，自身のオウ

ンドメディアに載せるだけでもよいと思います。というのは，いかなる形であっても皆さんの意見をオープンにしておけば，世界中の誰かが必ず読んでくれるからです。それは医療行政者かもしれません。欧米のメディアかもしれません。あるいは将来の研究・ビジネス上のパートナーかもしれません。いずれにせよ他者の目に触れることは，今後の大きなチャンスにつながる可能性があります。実際私がそうでした。

　かつて私の眼中にはトップジャーナルなど皆無でした。というより，研究に携わっていない普通の臨床医で，NEJMやLancetを狙っている人なんていませんよね。しかもレターセクションが一般臨床医の発信の場になるなんて知らなかったですし，思いもよりませんでした（だからこそ皆さんに知ってもらおうと本書を執筆しました）。かつて私は，わが国の医療を国際社会に向けて発信する最良の場は英字新聞だと思っていました。そこで私は診療の傍ら，わが国の国民皆保険，救急医療，女性医師，医療の偏在，総合医療，家庭医……などに関するトピックを次々と投稿していました。わが国の医療の優れた面，課題を知ってもらうことがグローバルヘルス向上に役立つと考えたからです。本書に紹介した手法を用いることでそれらすべてが掲載されたのですが，その後想定外の興味深い反応がいくつも見られました。

　米国のクオリティーペーパーによる引用，シンガポールやカンボジアといったアジアの国々の新聞への引用，さらには中東のメディアへの引用などです。当時は気の利いた翻訳ツールなど皆無で，アラビア語に精通した知人もいません。何が書いてあるのかまったくわからないアラビア語の文字の中，自分が発した英文が囲まれているさまはなんとも滑稽な感じがしました。しかし，そういった他の国々からの反応は，後に海外で仕事をす

る際に大いに役立ちました。

　結果として海外法人を設立し，現地の役人が集まる中でプレゼンをすることになるのですが，このときに活用したのが本書で説明した「Rad-See」やその他の手法です。**実はこれらの手法はライティングのみならずスピーチやプレゼンにも大いに役立ちます。**コネも知人もなく悪戦苦闘する中，転機となったのが現地の新聞に掲載されたオピニオンでした。もちろんこれも本書の手法で書いたものです。こういった話をすると，いかにも計画的に勉強してきたかのように思われるかもしれませんが，大学受験以来何十年も経って英語に携わるようになったのはまったくの偶然でした。

　そもそも私が小学生の頃から憧れていたのは「頼りになる町医者」でした。医師になってからも大学に残る気はなかったため，赫　彰郎先生（現日本医科大学顧問），片山泰朗先生（現 総合東京病院脳神経学研究所所長）のご指導のもと，臨床医としての経験を積むことに専念し，開業しました。たまたま黒川　清先生（現 日本医療政策機構理事，終身名誉チェアマン）と出会い，米国内科学会（ACP）に入会したことが英語学び直しのきっかけでした。最近よく言われるリスキリングと言えば格好いいのですが，そのような意識は正直ありませんでした。そんな中，石橋大海先生（現 国際医療福祉大学名誉教授）が組織されたACP日本支部のPublication Committee委員に任命され，Annals of Internal Medicine, Observer Weekly（現在のI.M. Matters Weekly）の翻訳記事を日本内科学会雑誌に連載するようになりました。この仕事は非常にやりがいがあり，チームで行った翻訳活動は米国本部より高く評価され，Evergreen Award受賞に至りました。ACP上級会員（FACP）への昇格が認められた際は，年次総会Convocation Ceremonyに招待され，黒川　清先生，その後日本

支部長に就任された小林祥泰先生（現　医療法人社団耕雲堂小林病院理事長），前田賢司先生（現 前田内科医院院長）らに同行させて頂き，ワシントンD.C.に赴きました。そこで，当時会長職にあったDavid C. Dale教授から「国民皆保険のモデルである日本の医療を世界に発信することは，他の国々の医療制度の参考になり，とても意義のあることだ」と諭され，本格的に翻訳の仕事を開始，国際放送などにも関与するようになりました。そして日野原重明先生（元　聖路加国際病院名誉院長）と今後の医療についてお話しさせて頂いた経験から，自分が医学界に最大限に貢献するためには何をなすべきか真剣に考えるようになりました。本書のコラムでクランボルツの「計画的偶発性理論」を紹介しましたが，分不相応にも雲の上の存在とも言うべき先生方に導かれて現在に至ります。

　海外で仕事をすると，良さも悪さも含めてわが国の国際的立場を意識するようになります。最近のトピックによく挙がるのは円安ですが，私たち医療関係者に関連深いものは，第1章1でも述べた「Top10％補正論文数」や「Top1％補正論文数」が国際的な順位を下げ続けていることです。そんな中，現在の自分にできることは，よりインパクトのある論文がわが国から発信されることへの貢献だと思っています。英文ライティングは奥が深く，いまだに新しい発見に満ち溢れています。今後はNHK，医学論文関連の仕事を通して学んだノウハウをより多くの方々に伝えることをミッションと定めています。いつになるかわかりませんが，機会があれば改めてご紹介できればと考えています。

　レターが一度でもトップジャーナルに掲載されれば医学界への大きな貢献になり，皆さんの業績にもなります。そしてアクセプトされなかったとしてもキーパーソンの目に触れれば大きなチャンスにつながる可能性があります。

無意識にでも皆さんの中に発信したい何かがあるからこそ，本書を手にして頂いたのではないでしょうか。この偶然をぜひ将来の可能性につなげて下さい。なお，本書はこれまでにご指導頂いた多くの先生方，ACP日本支部の皆さま，飾ることなく接してくれた医学生の皆さんのおかげで制作に至りました。また，日本医事新報社編集部の皆さまには執筆にあたり多くの貴重なご意見を頂きました。これらすべての皆さまに深く感謝致します。

　トップジャーナルの素晴らしいところは，投稿者の有名無名にかかわらず，価値ある意見をアクセプトしてくれるところです。本書をきっかけに自分の意見を投稿しようという人が増えてくれれば，著者としてこれ以上の喜びはありません。

　皆さんのレターがトップジャーナルに掲載されること，皆さんに想像以上の活躍の場が訪れることを心から願っています。本書を最後までお読み頂きありがとうございました。

2025年1月　市堰　肇

著者 **市堰 肇** いちせき はじめ
ジャパンケアコンサルタンツ CEO

1989年日本医科大学卒業。臨床経験を積み専門医取得後は故郷にてクリニック，医療法人を開設し地域医療に従事。国際的権威の高い米国内科学会入会を機に実用英語を学び直し，TOEIC®満点，英検1級，通訳案内士などの資格を取得。その後も英文テクニカルライティングを集中的に学び，NHKと業務委託契約を締結し，国際放送用英文スクリプト作成に関与。NEJM，Lancetに掲載されたコレスポンデンスへのフィードバックを活かし，国内外で日本人のヘルスリテラシー向上に取り組むとともに，通訳案内士として日本のインバウンド活性化に寄与する。現在も臨床医として予防医療推進に従事する一方，医学論文の翻訳・校正に携わる。

［保有資格］
英語
実用英語技能検定1級
全国通訳案内士（英語）
NHK公認日英放送翻訳者

医学
米国内科学会上級会員（FACP）
日本内科学会認定内科医・総合内科専門医
日本神経学会認定神経内科専門医
日本老年医学会認定老年科専門医
日本医師会認定産業医・健康スポーツ医
日本スポーツ協会公認スポーツドクター
医学博士

レターセクションのライティング術

医師が最速で
トップジャーナルに
名前を載せる方法

定価 (本体 3,600 円＋税)
2025 年 2 月 14 日 第 1 版

著　者　市堰　肇
発行者　梅澤俊彦
発行所　日本医事新報社　www.jmedj.co.jp
　　　　〒101-8718　東京都千代田区神田駿河台 2-9
　　　　電話 (販売) 03-3292-1555　(編集) 03-3292-1557
　　　　振替口座　00100-3-25171
印　刷　ラン印刷社

© Hajime Ichiseki 2025 Printed in Japan
ISBN978-4-7849-6023-1 C3047 ¥3600E

本書の複製権・翻訳権・上映権・譲渡権・公衆送信権 (送信可能化権を含む) は
(株) 日本医事新報社が保有します。

JCOPY 〈(社) 出版者著作権管理機構 委託出版物〉
本書の無断複写は著作権法上での例外を除き禁じられています。複写される場
合は，そのつど事前に，(社) 出版者著作権管理機構 (電話 03-5244-5088，
FAX 03-5244-5089，e-mail:info@jcopy.or.jp) の許諾を得てください。

電子版のご利用方法

巻末袋とじに記載された シリアルナンバー を下記手順にしたがい登録することで，本書の電子版を利用することができます。

1 日本医事新報社Webサイトより会員登録（無料）をお願いいたします。

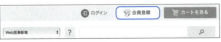

会員登録の手順は弊社Webサイトの
Web医事新報かんたん登録ガイドを
ご覧ください。

https://www.jmedj.co.jp/files/news/20191001_guide.pdf

（既に会員登録をしている方は**2**にお進みください）

2 ログインして「マイページ」に移動してください。

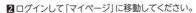

3 「未登録タイトル（SN登録）」をクリック。

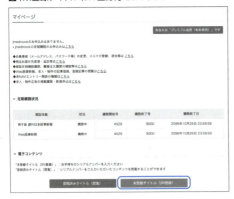

4 該当する書籍名を検索窓に入力し検索。

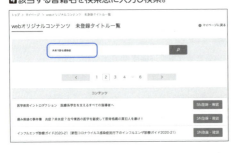

5 該当書籍名の右横にある「SN登録・確認」ボタンをクリック。

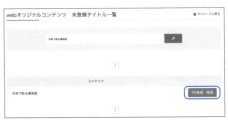

6 袋とじに記載されたシリアルナンバーを入力の上，送信。

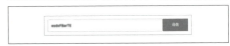

7 「閉じる」ボタンをクリック。

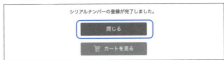

8 登録作業が完了し，**4**の検索画面に戻ります。

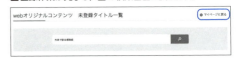

【該当書籍の閲覧画面への遷移方法】
①上記画面右上の「マイページに戻る」をクリック
　➡**3**の画面で「登録済みタイトル（閲覧）」を選択
　➡検索画面で書名検索➡該当書籍右横「閲覧する」
　ボタンをクリック
　または
②「書籍連動電子版一覧・検索」＊ページに移動して，
　書名検索で該当書籍を検索➡書影下の
　「電子版を読む」ボタンをクリック
　https://www.jmedj.co.jp/premium/page6606/

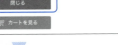

＊「電子コンテンツ」Topページの「電子版付きの書籍を
　購入・利用される方はコチラ」からも遷移できます。

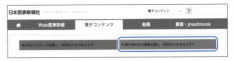